慢性阻塞性肺疾病筛查
策略与实施

U0300948

主　编　谭卫国　陆普选　季乐财

副主编　卢春容　管红云　卓志鹏　王凌伟　陈继红

编　者（按姓氏汉语拼音排序）

　　　　陈　蓉　深圳市慢性病防治中心
　　　　陈思达　深圳市龙岗中心医院
　　　　陈继红　深圳市宝安区人民医院
　　　　管红云　深圳市慢性病防治中心
　　　　洪创跃　深圳市慢性病防治中心
　　　　季乐财　深圳市慢性病防治中心
　　　　江　琦　武汉大学健康学院
　　　　卢春容　深圳市慢性病防治中心
　　　　陆普选　深圳市慢性病防治中心
　　　　刘远明　深圳市智影医疗科技有限公司
　　　　谭卫国　深圳市慢性病防治中心
　　　　王凌伟　深圳市人民医院
　　　　尹金风　首都医科大学附属北京胸科医院
　　　　卓志鹏　深圳市慢性病防治中心

人民卫生出版社
·北　京·

版权所有，侵权必究！

图书在版编目（CIP）数据

慢性阻塞性肺疾病筛查策略与实施 / 谭卫国，陆普选，季乐财主编 . —北京：人民卫生出版社，2022.7

　　ISBN 978-7-117-33223-1

　　Ⅰ. ①慢…　　Ⅱ. ①谭…　②陆…　③季…　　Ⅲ. ①慢性病–阻塞性肺疾病–诊断　Ⅳ. ①R563.904

中国版本图书馆 CIP 数据核字（2022）第 101540 号

人卫智网　**www.ipmph.com**	医学教育、学术、考试、健康，购书智慧智能综合服务平台	
人卫官网　**www.pmph.com**	人卫官方资讯发布平台	

慢性阻塞性肺疾病筛查策略与实施
Manxing Zusexing Feijibing Shaicha Celüe yu Shishi

主　　编：谭卫国　陆普选　季乐财
出版发行：人民卫生出版社（中继线 010-59780011）
地　　址：北京市朝阳区潘家园南里 19 号
邮　　编：100021
E - mail：pmph @ pmph.com
购书热线：010-59787592　010-59787584　010-65264830
印　　刷：北京盛通印刷股份有限公司
经　　销：新华书店
开　　本：710×1000　1/16　　印张：8
字　　数：143 千字
版　　次：2022 年 7 月第 1 版
印　　次：2022 年 9 月第 1 次印刷
标准书号：ISBN 978-7-117-33223-1
定　　价：45.00 元

打击盗版举报电话：010-59787491　E-mail：WQ @ pmph.com
质量问题联系电话：010-59787234　E-mail：zhiliang @ pmph.com
数字融合服务电话：4001118166　　E-mail：zengzhi @ pmph.com

前　言

　　慢性阻塞性肺疾病（以下简称"慢阻肺"）是一种常见的、可预防可治疗的疾病，以持续性呼吸系统症状如呼吸困难、咳嗽和/或咳痰及不完全可逆的气流受限为特征，常由于大量暴露于有毒颗粒或气体并受到宿主因素影响引起气道和/或肺泡异常而致病。2002 年，我国 7 个省份流行病学调查数据显示，我国 40 岁以上人群慢阻肺总患病率为 8.2%，慢阻肺患者数高达 4 300 万。2012 年 6 月至 2015 年 5 月在中国 10 个省份开展的流行病学调查结果显示，我国 20 岁以上人群慢阻肺患病率为 8.6%，40 岁及以上人群患病率为 13.7%，我国慢阻肺患病数约达 9 990 万，慢阻肺成为仅次于高血压和糖尿病的第三大慢性病。2014 年中国死因监测数据显示，非感染性呼吸系统疾病是我国第四位死亡原因，严重威胁我国居民身体健康而被纳入中国居民慢性病与营养监测体系。2017 年中国慢阻肺病死率为 683.8/ 万，病死人数达 96.59 万，已成为第三位死亡原因。此外，全球各地区慢阻肺发病率或患病人数仍呈现逐渐上升的趋势，加重了整个社会的经济负担，慢阻肺防控形势极为严峻。

　　慢阻肺可防可治，早发现、早诊治非常重要。肺功能检查是早期发现慢阻肺的主要方法，也是诊断慢阻肺的"金标准"，肺功能检测率在《中国防治慢性病中长期规划（2017—2025 年）》中被纳入规划目标，提出到 2025 年中国 40 岁以上人群肺功能检测率预期性指标为 25%。然而，目前我国慢阻肺的早期筛查工作进展较为缓慢，其中一个重要原因为目前各级疾病防控机构及医疗机构缺乏慢阻肺筛查的技术指导。为此，本书编者组织慢阻肺防、治、管领域经验丰富的临床及公共卫生专家编写了这本《慢性阻塞性肺疾病筛查策略与实施》，书中涵盖慢阻肺临床诊治、筛查方式、流行病学调查策略与实施、慢阻肺分级诊疗与管理等内容，结合相关文献指南进行解读。重点面向基层医护人员，旨在普及慢阻肺相关临床、公共卫生及政策知识，提高对慢阻肺的认知水平，增强慢阻肺防治意识，强化防控工作能力，助力基层医疗机构逐渐形成慢阻肺早期发现、规范治疗、有效管理的工作机制，指导慢阻肺患者合理就医和规范治疗，使慢阻肺诊治进入更规范全面的新阶段。

由于编者水平有限，本书难免存在错误纰漏之处，敬请各位读者批评指正。

编者

2022 年 4 月

目　录

第一章

慢性阻塞性肺疾病基础与临床

慢性阻塞性肺疾病（chronic obstructive pulmonary disease，COPD）简称慢阻肺，是一种常见的、可预防的和可治疗的疾病，其特点是由于大量暴露于有毒颗粒或气体并受到宿主因素（包括肺部异常发育）影响引起气道和/或肺泡异常，导致持续的呼吸系统症状和气流受限，且共患的慢性病可能影响其发病率和死亡率，慢阻肺最常见的呼吸系统症状包括呼吸困难、咳嗽和/或咳痰，气流受限持续存在，呈进行性发展。炎症机制、氧化应激机制和蛋白酶-抗蛋白酶失衡机制是目前较为公认的三大慢阻肺发病机制，吸烟、空气污染及职业性暴露是其主要的发病危险因素。慢阻肺的诊断应根据病史、危险因素接触史、体征及肺功能检查结果确定，慢阻肺明确诊断后应进行综合评估以判断病情，综合评估主要包括症状负担和急性加重风险评估两方面。

第一节　慢性阻塞性肺疾病的认识历程和定义更新

慢阻肺是一种古老而常见的疾病，人们很早就认识到它的存在。中国传统医学中，慢阻肺归于"肺胀"范畴，最早见于《黄帝内经》的"灵枢·经脉篇"中："肺手太阴之脉……是动则病，肺胀满膨膨而喘咳"。隋代医家巢元方的《诸病源候论·咳逆短气》更加详细记录了这一疾病的临床特点和传统医学对其机制的理解："肺虚为微寒所伤则咳嗽，嗽则气还于肺间则肺胀，肺胀则气逆，而肺本虚，气为不足，复为邪所乘，壅痞不能宣畅，故咳逆、短乏气也"。

现代医学起步以后，对慢阻肺的认识也经历了由表象到本质再进一步强调实践意义的过程。早期有关这一慢性气道疾病的定义始于1808年，Laennec将具有咳嗽、咳痰症状者诊断为"肺或支气管卡他"，认为咳喘症状是由于气道分泌物过多并导致呼吸气流速下降所致。1958年Ciba基金来宾学术研讨会（Ciba Foundation Guest Symposium）对慢性支气管炎和肺气肿作出定义：慢性支气管炎为支气管的慢性炎症，伴有反复大量黏液分泌；肺气肿为终末细支气管远端气腔异常增大。这是最早的与慢阻肺有关的病理生理定义。此后多年，以咳喘症状为主要表现的呼吸道疾病的诊断仍未达成广泛一致的意见，世界各地的医生多以当地习惯命名，如"慢性支气管炎""肺气肿""慢性非特异性肺疾病""间断可逆的阻塞性肺疾病""持续的阻塞性肺疾病"等。1975年，美国胸科医师协会首次提出慢阻肺（COPD）这一名称，并定义为用力呼气时气流速持续减慢的不明原因疾病，这一定义更加强调持续气流受限这一病理生理特征，不再单纯强调慢性气道炎症和终末气腔结构改变。由于气流受限在疾病的发展和预后中具有更加重要的地位，能更好解释慢阻肺的临床症状、预后及治疗原则，因此得到更广泛接受。1998年，美国国立心肺血液学会和世界卫生组织（WHO）共同发起慢性阻塞性肺疾病全球倡议（Global Initiative for Chronic Obstructive Lung Disease, GOLD），经过3年时间大量总结相关文献，于2001年发布了第1版GOLD，并在2006年、2011年、2017年进行3次全面修订。此外，每隔1~2年GOLD还会根据新发表的循证医学证据及实践报道进行个别修订。2020年发布的GOLD指南给出的慢阻肺定义为：这是一种常见的、可预防和治疗的疾病，其特点是由于大量暴露于有毒颗粒或气体并受到宿主因素（包括肺部异常发育）影响而引起气道和/或肺泡异常，导致持续的呼吸系统症状和气流受限，且共患的慢性病可能影响发病率和死亡率。这一定义除保留原有"持续气流受限"这一特征性病理生理改变外，还强调这一疾病具有宿主异质性因素，并从实践方面强调其可防可治，在治疗上需要兼顾共患的其他慢性病。

　　我国使用慢阻肺这一定义较晚，在1979年首次明确定义慢性支气管炎后，COPD作为诊断名词也逐步在临床使用，但当时仍缺乏明确的定义，常与慢性支气管炎、肺气肿、肺心病等混合使用。直到1994年才明确提出慢阻肺应包含"持续的气流受限"这一主要病理生理特征，并以此与慢性支气管炎、肺气肿进行鉴别。1997年中华医学会呼吸分会发布了第一版《慢性阻塞性肺疾病诊治规范》，此后每5~6年修订一次，到2013年共发布了4版慢阻肺指南。《慢性阻塞性肺疾病诊治指南（2013年修订版）》对慢阻肺的定义为："慢阻肺是一种以持续气流受限为特征的可以预防和治疗的疾病，其气流受限多呈进行性发展，与气道和肺组织对烟草、烟雾等有害气体或有害颗粒的慢性炎症反应增强有关。慢阻肺主要累及肺脏，但也可引起肺外的不良效应。慢阻肺可存在多种合并症。急性加重和合并症影响患者整体疾病的严重程度"。这一定义强调了"持续气流受限"和"进行性发展"，并首次提及"急性加重和合并症"对患者预后的影响。这一表述清晰地指明慢阻肺的治疗是一个长期规律的过程，并以预防急性加重和合并症，减缓"进行性发展"

的速度为目的。2013 年后，中华医学会多个分会及学组发布了细分方向的慢阻肺指南或共识，如《慢性阻塞性肺疾病急性加重（AECOPD）诊治中国专家共识（2017 年）》《慢性阻塞性肺疾病基层诊疗指南（2018 年）》《中国老年慢性阻塞性肺疾病临床诊治实践指南（2020 年）》《慢性阻塞性肺疾病稳定期中医临床实践指南（2020 年）》等，这些指南或共识针对基层全科医师、老年科医师、中医科医师等医务人员群体进一步推广和规范慢阻肺诊疗方案，对我国普及慢阻肺的知识、实现早诊早治、提高慢阻肺诊治水平起到巨大的推动作用。

第二节　慢性阻塞性肺疾病的发病机制

慢阻肺的发病机制并未完全明确，目前比较受到广泛认可的主要有三种机制学说。

一、炎症机制

有害颗粒或气体进入气道后可触发模式识别受体（pattern recognition receptor, PRR），活化中性粒细胞、巨噬细胞、嗜酸性粒细胞、自然杀伤细胞和树突状细胞等固有免疫细胞，同时，肺泡上皮细胞、成纤维细胞等气道内结构细胞也逐步激活。活化的炎症细胞释放多种炎症介质，如白介素 6（IL-6）、白介素 8（IL-8）、白介素 17（IL-17）、转化生长因子 -β（TGF-β）和白三烯 B4（LTB4）等。此类炎症因子又反过来诱导活化辅助 T 淋巴细胞和 B 淋巴细胞等，导致淋巴滤泡增生，诱发持续性的气道和肺组织慢性炎症，刺激黏液腺和杯状细胞增生，分泌物增多，导致黏膜下及组织水肿，气道平滑肌肥大增生，使慢阻肺患者气道发生重构，通气流速下降。

在多种参与炎症反应的细胞中，中性粒细胞的活化和聚集具有重要作用。慢阻肺患者的肺组织中，中性粒细胞数量显著增加，其释放的弹性蛋白酶、蛋白酶 3、组织蛋白酶 G 等多种蛋白酶和氧化性物质，可降解蛋白质，破坏肺组织，产生肺气肿样病理改变。研究表明，肺组织中中性粒细胞的数量和慢阻肺病情的严重程度呈正相关。此外，慢阻肺患者气道和肺组织中 M1 型巨噬细胞数量也增多，M1 型巨噬细胞以促炎作用为主，可释放肿瘤坏死因子 -α、活化氧、CCL2 等炎症因子，募集中性粒细胞、单核细胞等到肺部，同时巨噬细胞本身也能分泌弹性蛋白分解酶等促进疾病发展。嗜酸性粒细胞在慢阻肺进展中也有特殊作用，部分慢阻肺患者肺组织中嗜酸性粒细胞明显增多，研究提示其与慢阻肺急性加重和肺功能持续下降有关，同时也提示此类患者对糖皮质激素治疗反应较好。

二、氧化应激机制

慢阻肺患者肺部存在过多过强的氧化应激反应。促使氧化应激增强的外源性因素包括吸烟、吸入生物燃料、$PM_{2.5}$、有毒气体等,内源性因素包括中性粒细胞、巨噬细胞等介导的氧化损伤。氧化物主要有未成对电子的羟自由基、次氯酸、H_2O_2、一氧化氮等。氧化物可直接损伤细胞蛋白质、脂质、核酸等,或破坏细胞外基质,导致细胞功能障碍或细胞凋亡;氧化应激还可以激活转录因子 NK-κB、促进 IL-8、TNF-α 等炎症因子转录,从而促进炎症反应,被激活的炎症细胞又能反过来增加内源性氧化物释放;此外,氧化应激还可以引起蛋白酶 - 抗蛋白酶失衡等。

三、蛋白酶 - 抗蛋白酶失衡机制

蛋白酶可损伤、溶解组织蛋白,破坏正常肺组织结构。抗蛋白酶可抑制多种蛋白酶活性而起到保护作用。蛋白酶增多或抗蛋白酶减少均可导致组织结构破坏,形成肺气肿样病理改变。正常人体内蛋白酶与抗蛋白酶处于平衡状态,吸入有害气体可导致该平衡失调,吸烟的慢阻肺患者炎症细胞和上皮细胞分泌的蛋白酶常超过正常水平。过量的蛋白水解酶活性超过肺内抗蛋白酶的抑制能力时,肺实质被破坏,形成肺气肿,从而促进慢阻肺发病。同时亦有报告个体遗传因素参与该平衡的调节,比如先天性 α1- 抗蛋白酶缺乏的个体更易出现肺气肿改变。

四、其他机制

除了以上较为公认的三大机制外,目前学界还提出一些新的理论机制。比如肌肉功能障碍,有研究显示,慢阻肺患者呼吸肌和骨骼肌等都存在过度氧化应激、纤维萎缩、炎症细胞数量增加、细胞凋亡和自噬增强的现象,这一肺外因素可能导致慢阻肺的进展;线粒体功能异常,烟草可以通过诱导线粒体结构和功能异常而介导过度的自噬和氧化应激;衰老机制,慢阻肺患者肺老化的进程较正常肺明显加快,细胞的端粒缩短加快,衰老相关的 β- 半乳糖苷酶和 p21 蛋白活化增强,加快细胞衰老;肺内微生物组改变,研究显示,慢阻肺患者肺内有相对丰富的可培养细菌,其细菌谱与其他呼吸道慢性疾病不同,且在慢阻肺急性加重前后存在差异,从而提出肺内微生物组可能通过影响炎症或免疫反应参与慢阻肺的发病和进展。

总之,关于慢阻肺发病机制的研究仍处于百家争鸣的阶段,随着研究深入和多学科交融探索,相信已知的机制会研究得更深入,新的机制学说也会逐步提出,对于发病机制的深入研究,将为更好地预防和治疗慢阻肺提供坚实的基础。

第三节　慢性阻塞性肺疾病的危险因素

慢阻肺确切的发病危险因素尚未完全明确,目前已证实的危险因素包括遗传因素、高龄、吸烟、空气污染及职业性暴露等。

一、不可干预因素

（一）遗传因素

慢阻肺存在个体差异性,主要由遗传因素发挥作用。目前家族遗传史和个体基因方面的研究都表明了该病具有明显的家族聚集性,且有典型的多基因遗传特点。20世纪70年代,有学者对1 000多个家庭进行横断面研究,发现慢阻肺患者亲属的发病率比普通人群明显更高,同时母系后代的患病率也高于父系后代,说明遗传因素可以影响该病的发病概率。另有研究对各级亲属中慢阻肺患者进行分析,发现亲代中有慢阻肺患者的人群发病率高于普通群体发病率,同时其子女的第1秒用力呼气容积(forced expiratory volume in one second,FEV_1)和FEV_1预计值有更大的概率出现降低的情况。个体吸烟行为和家族吸烟史是慢阻肺家族史的混杂因素,常干扰正确的危险因素判断。目前已有研究证据表明慢阻肺家族史是独立于家族吸烟史、个人吸烟史和儿童时期暴露史的危险因素。

作为一种多基因疾病,到目前为止,有近200个候选基因被证实与慢阻肺发病或其相关表型相关。然而大部分候选基因的关联性研究结果重现性仍不太理想,仅有7个基因被充分证实关联性,包括 *ADRB2*、*TGFB1*、*TNF*、*GSTM1*、*GSTP1*、*SERPINA1* 和 *EPHX1*。在这些基因中,*SERPINA1* 是报道较多的一个基因,起初研究发现该基因与 α1- 抗胰蛋白酶严重缺乏有关,随着研究深入,后续又发现其余金属基质蛋白酶12和金属蛋白酶组织抑制剂等物质与气道炎症和重构过程有关。候选基因与发病的关联性虽然在实验研究层面得到证实,但还缺少大样本人群验证的研究证据,因此,对于慢阻肺遗传易感性的未来研究方向除了实验层面研究继续深入以外,大样本人群的分析也必不可少。

（二）年龄和性别

年龄是慢阻肺的重要危险因素,大多数流行病学调查结果表明随着年龄的增长,慢阻肺患病率和死亡率越高。拉丁美洲5个国家的患病率调查报告显示年龄越高患病率越高,60岁以上人群患病率最高。第二次欧洲社区呼吸健康调查(the European community respiratory health survey Ⅱ,

ECRHSⅡ）和鹿特丹研究的结果也证实了年龄与发病风险呈正相关。国内学者开展的慢阻肺流行病学调查结果同样支持年龄是慢阻肺发病危险因素的结论。随着年龄增长，慢阻肺患病率升高，但是其发病年轻化的趋势也不容忽视，ECRHSⅡ的调查结果显示 20~44 岁人群慢阻肺发病密度已经达到2.8 人 /1 000 人年。

性别既往一直被认为是慢阻肺的危险因素，并且得到一些研究证据的支持，然而，一项针对美国、加拿大和欧洲六国的研究却发现性别患病率无差别；另一项 10 年随访研究结果也未发现男女发病率的差异。有研究针对此种情况进行了分析，发现了两方面的原因，一是女性比男性更容易受到吸烟的影响，同时女性的吸烟比例也在不断上升；二是全世界范围内，女性比男性接触生物燃烧的时间更长。这些研究结果提示仍无法确定男女性别患病率是否存在差异，还需要更多的研究证据来证实性别是否为慢阻肺患病的危险因素。

二、可干预因素

（一）吸烟

吸烟是导致慢阻肺的主要危险因素，分为主动吸烟和被动吸烟。相比不吸烟者，吸烟者出现呼吸道症状、肺功能异常的概率更高，FEV_1 年下降速度更快，慢阻肺死亡率更高。在吸烟的慢阻肺患者中，其肺组织修复能力差，加上烟草中的有害物质加重了肺组织的损害，导致 FEV_1 年平均下降速度增加到 30~45ml，严重者甚至每年可下降 80~100ml。大量研究结果已经明确了吸烟指数与 FEV_1 下降速度之间存在剂量 - 效应关系，即吸烟指数越大，FEV_1下降速度越快。国内外学者对吸烟者与不吸烟者的风险进行分析，结果均显示吸烟者比从不吸烟者患病风险更高。同时，吸烟开始的年龄、吸烟的总量也与慢阻肺的发生率显著相关。另外，吸烟的方式与慢阻肺的发生率也有较高关联性，将香烟烟雾深吸入肺内者，其慢阻肺的发生率明显高于不吸入肺内者。

被动吸烟也会增加慢阻肺发病的风险，主要与增加肺脏的可吸入颗粒物和气体负担有关。暴露于二手烟场所的人群慢阻肺患病率（20%）远高于从未接触过二手烟者（3.8%），并且接触二手烟的时间长短与慢阻肺的严重程度呈正相关，国内一项 17 年二手烟暴露者随访研究得到了相似的结果，同时还发现暴露组慢阻肺的死亡率是非暴露组的 2.3 倍。另外，有大量研究发现被动吸烟的危害在童年时期大于成年期，这种风险可能是由于个人终生暴露量的增加从而导致患病风险显著上升，也可能与生长发育中分肺更脆弱或肺泡损失不可逆有关。

（二）空气污染

空气污染分为室内空气污染和室外空气污染。室内空气污染主要来源于房间内的灰尘、室内燃料燃烧的产物及装饰建筑材料所散发的各种有机化合物等。目前全球近50%的家庭、90%的农村家庭（约30亿人）仍使用明火、燃料、煤和简单的炉灶燃烧物质如木材、动物粪便和农作物废弃物等来做饭和取暖。这种方式燃料并不能高效利用，使得室内有害污染物水平急剧升高，而这些有害污染物成分能够深入肺脏，刺激肺血管内皮细胞和上皮细胞，导致气道反应炎症和急性肺损伤。长期暴露于这种环境中则易造成气道阻塞和肺脏的持续损伤，从而导致慢阻肺的风险增大。近年来，有不少针对生物燃料烟雾暴露与慢阻肺关系的研究，这些研究结果均显示生物燃料暴露组发生慢阻肺的风险明显高于非暴露组，并且随着暴露量的增加，发展为慢阻肺的风险随之上升。

室外空气污染包含多种复杂的混合物质，主要是颗粒物（PM）、氮氧化物等，危害较大的主要由机动车尾气和工业污染物造成。室外空气污染暴露范围广，持续时间长，可以影响所有年龄段的人群，尤其是儿童及合并心肺疾病的老年人。不少研究结果显示，短期暴露于高浓度空气污染物中，会增加慢阻肺住院率以及死亡率，长期暴露于空气污染中则会导致肺功能下降，增加慢阻肺风险。德国的一项研究提示所在地区运输密度大或距离主干道近的女性肺功能更差或慢阻肺发病风险更高，而随着PM_{10}浓度下降其发病率也随之降低。在国内，通过分析发现，燃煤重度污染区的成人慢阻肺发病风险比相对清洁区高15倍。近年来，也有学者开始将目光投向气候变化，提出温度、湿度的上升，臭氧层空洞增加等可能与慢阻肺发病或死亡存在关联。

空气污染严重影响人们的生活水平、生命质量，但这些污染物对造成慢阻肺的作用机制尚不明确。目前评价长期暴露于某一种空气污染物对慢阻肺的影响仍存在许多问题，例如难以准确获取每个群体或个体累积暴露水平。因此，在探索各种污染物影响慢阻肺发生的生物学机制的同时还应该建立人群验证模型，从而获得新的防治靶点。

（三）职业性暴露

化学物质、无机粉尘、有机粉尘等职业粉尘暴露，都是目前没有引起足够重视的慢阻肺的危险因素。美国NHANESⅢ的一项大型研究发现，职业暴露导致慢阻肺的比例高达19.2%，主要暴露职业为塑料纺织、橡胶和皮革加工业、运输业、食品加工业、汽车修理业等，而在这些职业暴露中，不发达国家和地区产生的风险要比发达国家更高。在我国7个省份的城乡居民横断面研究中发现，职业暴露增加慢阻肺的发病风险，并且随着暴露年限增加，患病风险增加。美国胸科协会（American Thoracic Society, ATS）的一份研究报告中，职业性暴露导致工人的 FEV_1 每年下降 7~8ml，增加了慢阻肺发病的风险。另外一项研究数据表明职业暴露每减少 8.8% 将使慢阻肺的患病率从 3.4% 下降到 2.7%。

（四）生命早期暴露

肺的生长发育与怀孕、出生、儿童期及青春期的暴露等过程有关，任何影响孕期和童年期肺生长发育的因素都有可能增加患慢阻肺的风险。最早 Barker 研究团队提出慢阻肺可能与生命早期有害暴露所导致的成年期肺功能发育不全相关。早期生活影响主要分为产前和产后。产前的主要危险因素包括母亲吸烟、低出生体重等。目前已有多项研究表明妊娠期吸烟会导致胎儿呼吸功能受损，进而导致成年期肺功能下降。国内外研究资料显示，出生体重与成年后 FEV_1 呈正相关，极低出生体重可导致气流受限，增加发展为慢阻肺的风险。产后的影响主要来自呼吸道疾病、空气污染等。早期肺部疾病治疗不当，没有完全恢复的情况下可能导致成年后发生肺功能异常，使得发生慢阻肺的概率增加。有学者采用三个独立队列对肺部功能不全的儿童进行研究，发现随着时间的推移，肺部发育异常者最终发展为慢阻肺的概率较正常者偏高。

（五）体重指数

体重指数（body mass index, BMI）是一个不可忽视的因素，目前国内外对其机制研究尚不明确，存在争议。国内一项研究显示 BMI 越低慢阻肺患病率越高，同时病情的分级也越严重；但国外某项研究发现，人群慢阻肺的发生风险均随着 BMI 的增加而增加。同时有学者对低 BMI 引发的风险提出质疑，因为大多数慢阻肺患者伴有肺气肿，而肺气肿患者本身低体重风险较高，所以 BMI 较低与慢阻肺发病的先后关系是难以界定的，并不能由此就判定低 BMI 会增加慢阻肺发病风险。另外，吸烟人群也常为 BMI 作用的混杂因素，由于绝大多数吸烟人群 BMI 较低，而吸烟人群已经证实与慢阻肺的发病相关联，因此尚无法确定 BMI 较低者就是慢阻肺发病的独立危险因素。然而，也有研究调整吸烟因素后发现 BMI 较低者患病风险更高。总之，BMI 是否为影响慢阻肺发病的独立危险因素，仍需要更多研究证据和更准确的结论来支持，但是对其可能存在的作用也不可掉以轻心。

（六）社会经济地位

既往研究发现社会经济与慢阻肺或肺功能低下存在关联，但是具体机制尚不明确。2007 年全国慢性病危险因素监测资料显示，我国西部地区的慢阻肺患病率高于东部地区，造成这种现象的一个重要原因是地区经济水平差异。香港地区的研究结果也支持同样的结论。社会经济水平低下在某种程度上会造成人群的健康意识薄弱,并且得到社会支持也相对不足,医疗保健缺失,同时该人群的居住环境相较经济水平高的人群要差,各种危险因素(吸烟、室外空气污染)的暴露增加,这些因素在某种程度上将直接或间接导致慢阻肺的发生。有研究表明,高学历者中慢阻肺患病率比低学历者明显降低,这个结果在一定程度上说明了社会经济地位对慢阻肺发病的影响。虽然社会经济水平低下是慢阻肺发病的危险因素,但也要注意到,随着社会经济水平的增长,也会带来城市化和工业化进程的发展,在一定程度上增加空气污染的暴露水平,同样会造成慢阻肺发病率增长。

(七)其他因素

除上述危险因素以外,还有一些尚待证实的危险因素,例如支气管哮喘、气道高反应、感染等,这些因素都会或多或少造成肺功能下降,从而增加发病风险。在一项纵向流行病学研究中发现哮喘患者发病风险是无哮喘患者的 12.5 倍,而其中活动性哮喘是风险增加的主要原因。另外,对儿童哮喘研究的总结中也表明,在儿童期患有哮喘,将使慢阻肺发病风险增加 10~30 倍。气道高反应是慢阻肺另一项危险因素,在欧洲社区的一项呼吸健康调查报告指出气道高反应是仅次于吸烟的危险因素,并且独立于哮喘以外的危险因素,调查报告发现气道高反应的人群归因风险为 15%。有研究结果发现呼吸道感染可以诱发慢阻肺急性加重,但两者之间的因果关系尚未证实,需要更多研究数据来支持。但呼吸道感染会造成 FEV_1 降低,因此存在呼吸道感染的患者也需要注意慢阻肺风险。

第四节　慢性阻塞性肺疾病的诊断及评估

慢阻肺的诊断应根据病史、危险因素接触史、体征及肺功能检查结果确定。对于有慢性咳嗽、咳痰、呼吸困难的患者,或者长期吸烟、有害气体暴露史的人群,都应考虑慢阻肺的可能,并进行肺功能检查。肺功能检查是诊断慢阻肺的"金标准",不完全可逆的气流受限作为慢阻肺的特征性表现,是以肺功能检查中第一秒用力呼气容积(FEV_1)/用力肺活量(forced vital capacity,FVC)<70% 来确定的。FEV_1/FVC 是一个敏感且重复率较好的指标,但需要注意,这一指标需要在充分使用支气管舒张剂后测量。此外,部分老年人可能存在生理性肺功能减退,使其 FEV_1/FVC 下降至 70% 左右。因此,首次肺功能检查 FEV_1/FVC 在 60%~80% 之间的患者,应在不同时间重复肺功能检查以再次确认肺功能水平,必要时随访动态观察。

2011 版的 GOLD 指南提出,慢阻肺的完整诊断是基于症状、气流受限程度、未来风险和合并症的综合评估,并通过各个模块评估情况分为 ABCD 四组以指导治疗。此后几个版本的 GOLD 指南中,综合评估的分组标准经过实践反馈进行多次微调,但整体架构不变。这一评估系统简单易用,适合在基层推广,我国《慢阻肺疾病诊治指南(2013 年修订版)》也采用了这一评估系统。

一、症状评估

慢阻肺以气流受限为特征,其突出症状为活动后呼吸困难,此外还常伴有咳嗽、咳痰、胸闷、喘息等症状。对慢阻肺患者的症状评估,目前常用改良版英国医学研究委员会呼吸困难问卷(mMRC)和慢阻肺患者自我评估测试评分(CAT)(表 1-1 和表 1-2)。

表 1-1 改良版英国医学研究委员会呼吸困难问卷(mMRC)

呼吸困难评价等级	呼吸困难严重程度
0 级	只有在剧烈活动时感到呼吸困难
1 级	在平地快步行走或步行爬小坡时出现气短
2 级	由于气短,平地行走比同龄人慢或需要停下来休息
3 级	在平地行走约 100m 或数分钟后需要停下来喘气
4 级	因为严重呼吸困难而不能离开家,或在穿脱衣服时出现呼吸困难

表 1-2 慢性阻塞性肺疾病患者自我评估测试(CAT)

我从不咳嗽	0	1	2	3	4	5	我总是咳嗽
我肺里一点痰都没有	0	1	2	3	4	5	我肺里有很多痰
我一点也没有胸闷的感觉	0	1	2	3	4	5	我有很重的胸闷的感觉
当我爬坡或爬一层楼时,我并不感觉喘不过气来	0	1	2	3	4	5	当我爬坡或爬一层楼时,我感觉非常喘不过气来
我在家里的任何活动都不受慢阻肺的影响	0	1	2	3	4	5	我在家里的任何活动都很受慢阻肺的影响
尽管我有肺病,我还是有信心外出	0	1	2	3	4	5	因为我有肺病,所以我完全没有信心外出
我睡得很好	0	1	2	3	4	5	因为我有肺病,我睡得很不好
我精力旺盛	0	1	2	3	4	5	我一点精力都没有

mMRC 对慢阻肺患者未来加重风险有较好的预测价值,但它不是针对慢阻肺研发的量表,其内容只涵盖呼吸困难一个症状。其优点是简便易行,缺点是对慢阻肺患者症状的评价不够全面。而 CAT 则涵盖了慢阻肺患者

咳嗽、咳痰、气促、情绪、生活作息等方面,对慢阻肺患者的症状严重程度和生活质量的评价更为全面。在进行症状评估时,通常可以选择其中一个量表。mMRC<2 级或 CAT<10 分为轻微症状,mMRC≥2 级或 CAT≥10 分为严重症状。

二、肺功能评估

肺功能评估主要采用 GOLD 分级,在 $FEV_1/FVC<70\%$ 的前提下,按照 FEV_1 占预计值百分比来评估肺功能。FEV_1 占预计值百分比主要与性别、身高、年龄有关,肺功能仪上录入相关数据后会生成预计值,通常连续检测 3 次,以最佳值和预计值的比值作为检测结果,分级标准见表 1-3。需要注意的是,慢阻肺患者 GOLD 分级和呼吸困难的主观症状并不一致。GOLD 分级高的患者,呼吸困难症状不一定严重,但 GOLD 分级与急性加重风险相关性较高,约 20%GOLD 2 级患者会经历频繁的急性加重(每年 2 次或以上),GOLD 3 级和 4 级的患者出现频繁加重的频率远高于 20%。但由于 FEV_1 变异率较大,所以 GOLD 指南并不推荐将 GOLD 分级用于预测未来加重风险,而建议将 FEV_1 用于预测死亡率、住院率以及是否使用肺移植、肺减容术等手术治疗。

表 1-3　慢性阻塞性肺疾病患者肺功能分级

肺功能分级	FEV_1 占预计值百分比
GOLD 1 级　轻度	$FEV_1\%\geq80\%$
GOLD 2 级　中度	$80\%>FEV_1\%\geq50\%$
GOLD 3 级　重度	$50\%>FEV_1\%\geq30\%$
GOLD 4 级　极重度	$FEV_1\%<30\%$

三、未来急性加重风险评估

慢阻肺急性加重指咳嗽、咳痰、气促等症状加重而需要增加额外的治疗措施。急性加重可分为 3 个级别,分别是轻度(仅需加用短效支气管舒张剂)、中度(短效支气管舒张剂联合抗生素或口服激素)、重度(需要急诊或住院治疗)。频繁的急性加重会导致肺功能下降速度加快且不可逆,因此,对急性加重风险的评估及控制是慢阻肺管理的关键。研究表明,对未来加重风险的最佳预测因素是早期急性加重事件。GOLD 指南建议,将过去 1 年中发生急性加重事件≥2 次或需要住院的急性加重事件≥1 次的患者评估为高风险,否则评估为低风险。

四、慢阻肺的综合评估

慢阻肺的综合评估主要用于指导稳定期治疗,包括症状负担和急性加重风险两方面,并以 ABCD 四个组别表示,详见表 1-4。

表 1-4　慢性阻塞性肺疾病患者稳定期综合评估

综合评估分组	特征	症状评估	未来风险评估 (过去1年急性加重次数)
A 组	症状少,风险低	mMRC<2 分或 CAT<10 分	≤1 次
B 组	症状多,风险低	mMRC≥2 分或 CAT≥10 分	≤1 次
C 组	症状少,风险高	mMRC<2 分或 CAT<10 分	≥2 次或住院≥1 次
D 组	症状多,风险高	mMRC≥2 分或 CAT≥10 分	≥2 次或住院≥1 次

五、慢阻肺的共病评估

慢阻肺患者诊断时经常伴有其他慢性病,慢阻肺是多种慢性病发展的重要组成部分。常见的共病有心血管疾病、骨骼肌功能障碍、代谢综合征、骨质疏松、精神障碍、肺癌等。部分共病是基于共同的危险因素,比如心血管疾病和肺癌均在吸烟人群中高发。还有部分共病有慢阻肺影响全身的因素,比如慢阻肺导致的不活动、饮食状态改变、缺氧等,会导致肌肉减少、骨质疏松、焦虑、抑郁等共病。这些共病又会影响慢阻肺治疗的住院率和死亡率。因此,在所有慢阻肺患者中,均应寻找共病并给予适当治疗。

第五节　慢性阻塞性肺疾病的治疗

慢阻肺的治疗方法包括药物治疗和非药物治疗,由于慢阻肺不同时期用药方案存在差异,也分为稳定期治疗和急性加重期治疗。支气管扩张剂和吸入糖皮质激素是核心治疗药物,其中吸入糖皮质激素曾经是慢阻肺维持治疗的基础用药。非药物治疗包括长期家庭氧疗、机械通气、营养支持治疗及肺康复训练等。

一、慢阻肺的治疗原则

慢阻肺的治疗原则是根据疾病综合分组及病情严重程度,逐步升级治疗,若没有出现明显的药物不良反应及急性加重,应在同一水平维持长期规律治疗,出现急性加重应更改用药方案,治疗方案原则以药物治疗为主,非药物方法相结合,最终达到缓解和控制临床症状,减少急性加重发生频率,减缓病情恶化,提升运动耐力,改善预后并提高生活质量的目的。

二、慢阻肺稳定期的治疗

慢阻肺患者的肺功能水平长期持续下降,目前并无明确有效的治疗手段可以阻断或逆转这一趋势。稳定期维持治疗主要目标是减轻患者症状,改善生活质量,预防急性加重的发生从而延缓肺功能下降速度。主要的稳定期用药有以下几种。

1. **支气管扩张剂**　支气管扩张剂主要作用于支气管平滑肌,通过增加小气道宽度,增加 FEV_1 并改善其他肺功能指标,从而减少急性加重的发生。支气管扩张剂有多种不同机制的药物,联合使用可增加疗效。①β_2 肾上腺素受体激动剂:短效制剂如沙丁胺醇,每次吸入有效时间 4~5 小时,通常用于临时缓解症状;长效制剂如沙美特罗、福莫特罗,每次吸入有效时间约 10 小时,每天 2 次吸入;此外还有茚达特罗,持续有效时间更长,仅需每天吸入 1 次。②抗胆碱药物:短效制剂如异丙托溴铵,持续时间约 6 小时,但舒张作用较沙丁胺醇弱,常联合使用;长效制剂如噻托溴铵,有吸入粉剂及喷雾剂两种类型,均为每天 1 次吸入。③茶碱类药物:为口服制剂,缓释片或控释片每天 2 次口服,普通片剂每天 3 次口服。由于茶碱类药物对慢阻肺急性加重的预防作用及整体预后的影响仍缺乏大规模系统研究,因此,茶碱类多用于无法使用吸入制剂的慢阻肺患者。

2. **吸入糖皮质激素**　以往认为,慢阻肺患者存在气道非特异性炎症,因此吸入糖皮质激素曾经是慢阻肺维持治疗的基础用药之一。但近年来循证医学证据显示,长期吸入糖皮质激素可能导致下呼吸道感染发生率增加,同时又发现,对于频繁加重或存在血嗜酸性粒细胞增多的患者,吸入糖皮质激素和长效 β_2 肾上腺素受体激动剂的联合制剂可减少急性加重的频率。因此,目前建议在 D 组或存在嗜酸性粒细胞升高的患者中使用糖皮质激素和长效 β_2 肾上腺素受体激动剂的联合制剂,常用的有布地奈德联合福莫特罗,以及沙美特罗联合氟替卡松。

3. **祛痰药**　对痰液不易咳出者可以使用氨溴索、乙酰半胱氨酸或羧甲司坦。研究显示,乙酰半胱氨酸和羧甲司坦可降低部分患者急性加重的风险,这可能与祛痰改善支气管通气状况有关。

4. **其他药物**　磷酸二酯酶-4 抑制剂罗氟司特是一种每天 1 次的口服药物,主要用于频繁加重的患者,可以减少患者急性加重的风险。但其副作用比其他吸入制剂都更明显,包括腹泻、恶心、食欲下降、体重减轻、腹痛、睡眠障碍和头痛等,从而限制了它的使用。小剂量大环内酯类抗生素(如红霉素和阿奇霉素)连续使用 1 年,也可降低某些患者急性加重的频率,但存在诱导耐药菌和耳毒性的风险。

慢阻肺患者稳定期药物治疗方案,主要是以吸入制剂为主的单药或联合用药。关于何种特征的患者使用何种最优的药物方案,近年来国内外进行了多项大型研究,GOLD 指南也依据新的循证医学证据作出调整。目前基于稳定期综合评估分组首选起始治疗方案见表 1-5。在确定起始治疗方案后,则进入慢阻肺管理循环,通过定期评估患者症状和急性加重风险,增减药物或更换吸入装置。需要指出的是,药物吸入装置在药物选择方面也起到非常重要的作用,有时治疗方案会因为受限于吸入装置使用困难而更改。目前,国内常用的吸入装置有压力定量吸入气雾剂、干粉吸入剂、软雾吸入装置、空压缩雾化器。雾化装置的初始选择见图 1-1。需要注意的是,多达 90% 的患者在维持治疗过程中会因为肺功能持续下降、急性加重或习惯改变而出现吸入技术错误,因此每次随访都应该重新评估患者的吸入方法,指导更正患者的吸入方法,或更换吸入装置。

表 1-5 慢性阻塞性肺疾病患者稳定期起始药物治疗

综合评估分组	起始方案
A 组	一种短效或长效支气管扩张剂
B 组	一种长效支气管扩张剂(LAMA 或 LABA)
C 组	LAMA
D 组	LAMA 或 LAMA+LABA* 或 ICS+LABA**

注:LAMA 为长效抗胆碱药物;LABA 为长效 β_2 肾上腺素受体激动剂;ICS 为吸入糖皮质激素;* 症状明显,CAT>20 分;** 血 EOS>300/μl。

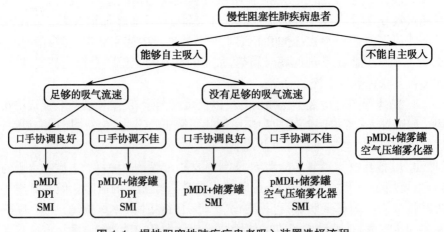

图 1-1 慢性阻塞性肺疾病患者吸入装置选择流程

注:pMDI 压力定量吸入剂;DPI 干粉吸入剂;SMI 软雾吸入装置。

三、慢阻肺急性加重期的治疗

慢阻肺急性加重期首先应依据病情的严重程度决定门诊或住院治疗,急性加重期治疗的要点包括:

1. **控制性给氧** 吸氧浓度在28%~30%之间,以能够纠正Ⅱ型呼吸衰竭为目标,避免引起CO_2潴留及呼吸性酸中毒。

2. **支气管扩张剂** 常以沙丁胺醇、异丙托溴铵等短效制剂通过氧气或空气压缩雾化给药,以迅速缓解气促症状。此外,还可以联合使用茶碱类气管扩张剂。

3. **抗生素治疗** 虽然慢阻肺最常见的诱发因素并非细菌感染,但研究发现抗生素治疗可以降低慢阻肺急性加重治疗失败和早期复发的风险。这可能与急性加重中后期常伴有继发细菌感染有关。急性加重期的抗生素选择常需根据患者个体情况和当地细菌耐药情况综合考虑,疗程推荐5~7天,并根据具体情况适当延长抗生素应用疗程。

4. **糖皮质激素** 急性加重期应用全身激素可以缩短康复时间,降低早期复发和治疗失败的风险。推荐方案为口服泼尼松30mg 5~7天。静脉激素及雾化吸入布地奈德也是可供选择的方案。

5. **机械通气** 并发严重呼吸衰竭的患者可以考虑无创或有创机械通气。

四、慢阻肺的非药物治疗方法

1. **长期家庭氧疗** 对于静息条件下仍有严重低氧血症的患者,长期家庭氧疗可以保持周围组织的氧气供应,维持重要器官的功能,从而延长患者生存率。长期家庭氧疗实施的指征包括:①动脉血氧分压≤55mmHg或指尖血氧饱和度≤88%;②动脉血氧分压在55~60mmHg之间并合并肺动脉高压、右心衰竭或红细胞增多症(血细胞比容>55%)。长期家庭氧疗一般通过经鼻导管给氧,流量1.0~2.0L/min,每天持续时间不少于15小时,保证患者静息条件下指尖血氧饱和度在90%以上。

2. **家庭无创通气治疗** 对于极重度慢阻肺患者,特别是存在慢性高碳酸血症的部分患者实施家庭氧疗联合无创正压通气治疗,可以显著延长患者再住院时间和提高生存率。慢阻肺合并睡眠呼吸暂停综合征也是实施家庭无创通气的适应证,可以明显提高生存率,降低住院风险。

3. **肺康复** 肺康复指一系列包括运动训练、健康教育以及行为习惯改变在内的综合管理干预措施,是改善气短、健康状态和运动耐量最有效的治疗策略。医生指导下的肺康复方案最好能持续6~8周,每周至少2次监督下运动训练,训练内容包括呼吸肌肉训练、耐力训练、上下肢肌力训练等。如果干预措施能获得持续反馈（如电话、网络同步计步器等），通常可以获得更好效果。肺康复还包括减少患者久坐、卧床等生活习惯，缓解患者焦虑情绪，鼓励患者参与社区活动等。社区和家庭康复与医院康复效果相当，因此，需要鼓励患者认识到肺康复是一项长期且可以居家完成的健康计划。

4. 手术治疗　外科肺减容手术、肺大疱切除术、支气管镜单向活瓣植入术等通过减少肺总量中无效腔体积，改善肺、胸壁和呼吸肌的机械效率，使呼吸肌成为更有效的动力来源，从而改善患者症状。肺移植手术在延长终末期慢阻肺患者生命方面也显示出明确效果。但此类治疗适应证较严格，技术要求较高，目前仍无法广泛普及。

第六节　慢性阻塞性肺疾病的预防

慢阻肺是一种可以预防的慢性呼吸系统疾病，预防方法主要包括避免接触发病危险因素、预防出现急性加重的诱发因素以及增强机体免疫力等。戒烟是预防慢阻肺的最重要也是最简单易行的措施，老年慢阻肺患者定期接种流感疫苗和 / 或肺炎疫苗可减少急性加重的发生。从公共卫生角度考虑，慢阻肺预防措施主要包括三级预防策略。

1. 一级预防　指病因、发病危险因素的预防。

（1）戒烟：戒烟对慢阻肺自然病程的影响最大，甚至超过大部分药物治疗效果，因此在慢阻肺的任何阶段戒烟均可获益。多项研究结果显示，戒烟促使慢阻肺患者改善气道反应，延缓肺功能下降速度，改善临床症状，减少急性发作。通过立法禁烟对提高戒烟成功率和减少二手烟吸入均有明显帮助。医务人员的短暂戒烟宣教（小于 3 分钟）效果也好于患者本人自发戒烟，因此慢阻肺诊治基层指南均提及医务人员"一有机会就提供戒烟咨询"。帮助患者制定关于吸烟的财务报表也是提高戒烟成功率的有效方法。此外，尼古丁替代疗法、伐尼克兰等药物治疗也可以提高戒烟成功率，但应注意药物只能是综合戒烟措施中的一个方面，而不能是唯一的戒烟干预措施。

（2）避免接触职业粉尘及有害空气：多项流行病学研究显示，有机无机粉尘、化学制剂及有害烟雾等职业暴露人群发生慢阻肺的风险明显增高，因此，对接触职业粉尘的人群应做好劳动保护，戴好口罩。研究同时也发现暴露于木材或木炭烟雾均与慢阻肺发病明显相关，应避免在通风不良空间燃烧生物燃料，注重提高家庭抽油烟机质量，加强厨房通风换气等。

（3）增强机体免疫力：参加体育活动，包括慢跑、游泳、太极拳、呼吸操等对改善呼吸功能具有较好作用，可延缓肺功能的下降。

2. 二级预防　即早发现、早诊早治，慢阻肺早期发现的主要方法有人群筛查和定期体检,建议对慢阻肺高危险人群完善肺功能普查,40 岁及以上居民每年体检建议查肺功能。

3. 三级预防　也称临床预防,对明确诊断慢阻肺的患者及早用药治疗,防止病情进一步进展。目前有研究显示,早期慢阻肺使用少量药物治疗即可取得非常好的效果,因此应重视三级预防。接种流感疫苗可以减少慢阻肺患者急性加重发生的频率和严重程度,老年慢阻肺患者应定期接种流感疫苗。还有研究显示,老年慢阻肺患者常年接种流感疫苗后,可以减少缺血性心脏病等共病的发生率。肺炎链球菌疫苗可以有效减少社区获得性肺炎的发生率,GOLD 指南建议≥65 岁的慢阻肺患者,或虽然 <65 岁但有冠心病或支气管扩张等其他共病的患者都应接种肺炎链球菌疫苗。

参考文献

［1］赵鸣武 . 慢性阻塞性肺疾病认识的进展及问题［J］. 临床内科杂志,2004,21(1):21-22.

［2］COMMITTEE G E. Global initiative for chronic obstructive lung disease. Global strategy for the diagnosis, management, and prevention of chronic obstructive pulmonary disease 2020 report［EB/OL］.［2021-12-01］. https://goldcopd.org/.

［3］陈荣昌 . 呼吸与危重症医学(2017-2018)［M］. 北京:中华医学电子音像出版社,2018:59-157.

［4］何权瀛 . 常见呼吸疾病诊疗指南专家共识解读［M］. 北京:人民卫生出版社,2015:80-100.

［5］呼吸系统疾病基层诊疗指南编写专家组 . 慢性阻塞性肺疾病基层诊疗指南(2018 年)［J］. 中华全科医师杂志,2018,17(11):856-870.

［6］KANNERRE, ANTHONISEN N R, CONNETT J E. Lower respiratory illnesses promote FEV_1 decline in current smokers but not ex-smokers with mild chronic obstructive pulmonary disease, Results from the Lung Health Study［J］. Am J Respir Crit Care Med, 2001, 164(3): 358-364.

［7］GODTFREDSEN N S, LAM T H, HANSEL T T, et al. COPD related morbidity and mortality after smoking cessation: status of the evidence［J］. Eur Respir J, 2008, 32(4): 844-853.

［8］王梦莹,刘冬静,黄辉,等 . 慢性阻塞性肺疾病遗传易感性研究进展［J］. 中华流行病学杂志,2016,37(12):1678-1682.

［9］GIVELBER R J, COUROPMITREE N N, GOTTLIEB D J, et al. Segregation analysis of pulmonary function among families in the Framingham Study［J］. Am J Respir Crit Care Med, 1998, 157(5 Pt 1): 1445-1451.

［10］卢冰冰,何权瀛,陈青,等 . 预测慢性阻塞性肺病患者子代肺功能的相关因素研究［J］. 中华医学杂志,2002,82(16):1136-1139.

［11］HERSH C P, HOKANSON J E, LYNCH D A, et al. Family history is a risk factor for COPD ［J］. Chest, 2011, 140（2）: 343-350.

［12］YOHAN B. Updates on the COPD gene list［J］. Int J Chron Obstruct Pulmon Dis, 2012, 7 （1）: 607-631.

［13］MENEZES A M, PEREZ-PADILLA R, JARDIM J R, et al. Chronic obstructive pulmonary disease in five Latin American cities（the PLATINO study）: a prevalence study［J］. Lancet, 2005, 366（9500）: 1875-1881.

［14］MARCO R, ACCORDINI S, CERVERI I, et al. Incidence of chronic obstructive pulmonary disease in a cohort of young adults according to the presence of chronic cough and phlegm ［J］. Am J Respir Crit Care Med, 2007, 175（1）: 32-39.

［15］VAN DURME Y, VERHAMME K M, STIJNEN T, et al. Prevalence, incidence, and lifetime risk for the development of COPD in the elderly: the Rotterdam study［J］. Chest, 2009, 135（2）: 368-377.

［16］HAN M K, POSTMA D, MANNINO D M, et al. Gender and chronic obstructive pulmonary disease: why it matters［J］. Am J Respir Crit Care Med, 2007, 176（12）: 1179-1184.

［17］RENNARD S, DECRAMER M, CALVERLEY P M, et al. Impact of COPD in North America and Europe in 2000: subjects' perspective of Confronting COPD International Survey［J］. Eur Respir J, 2002, 20（4）: 799-805.

［18］LINDBERG A, JONSSON A C, RONMARK E, et al. Ten-year cumulative incidence of COPD and risk factors for incident disease in a symptomatic cohort［J］. Chest, 2005, 127 （5）: 1544-1552.

［19］HARDIN M, FOREMAN M, DRANSFIELD M T, et al. Sex-specific features of emphysema among current and former smokers with COPD［J］. Eur Respir J, 2015, 47（1）: 104-112.

［20］FULLERTHOMSON E, CHISHOLM R S, BRENNENSTUHL S. COPD in a Population-Based Sample of Never-Smokers: Interactions among Sex, Gender, and Race［J］. Int J Chronic Dis, 2016, 2016（63）: 1-7.

［21］CHEN Y, RENNIE D C, LOCKINGER L A, et al. Gender, environmental tobacco smoke, and pulmonary function in rural children and adolescents: the Humboldt study［J］. J Agric Saf Health, 2005, 11（2）: 167-173.

［22］FOREY B A, THORNTON A J, LEE P N. Systematic review with meta-analysis of the epidemiological evidence relating smoking to COPD, chronic bronchitis and emphysema ［J］. BMC Pulm Med, 2011, 11（1）: 36.

［23］WANG B, XIAO D, WANG C. Smoking and chronic obstructive pulmonary disease in Chinese population: a meta-analysis［J］. Clin Respir J, 2015, 9（2）: 165-175.

［24］KURMI O P, LI L, WANG J, et al. COPD and its association with smoking in the Mainland China: a cross-sectional analysis of 0.5 million men and women from ten diverse areas［J］. Int J Chron Obstruct Pulmon Dis, 2015（10）: 655-665.

［25］CLARK K D, WARDROBE-WONG N, ELLIOTT J J, et al. Cigarette smoke inhalation and lung damage in smoking volunteers［J］. Eur Respir J, 1998, 12（2）: 395-399.

［26］HAGSTAD S, BJERG A, EKERLJUNG L, et al. Passive smoking exposure is associated with increased risk of COPD in never smokers［J］. Chest, 2014, 145（6）: 1298-1304.

［27］WU C F, FENG N H, CHONG I W, et al. Second-hand smoke and chronic bronchitis in Taiwanese women: a health-care based study［J］. BMC Public Health, 2010, 10（1）: 44.

［28］HE Y, JIANG B, LI L S, et al. Secondhand Smoke Exposure Predicted COPD and Other Tobacco-Related Mortality in a 17-Year Cohort Study in China［J］. Chest, 2012, 142（4）: 909-918.

［29］EISNER M D, BALMES J, KATZ P P, et al. Lifetime environmental tobacco smoke exposure and the risk of chronic obstructive pulmonary disease［J］. Environ Health, 2005, 4（1）: 7.

［30］HU G, ZHOU Y, TIAN J, et al. Risk of COPD from exposure to bio-mass smoke: a meta analysis［J］. Chest, 2010, 138（1）: 20-31.

［31］PO J Y, FITZGERALD J M, CARLSTEN C. Respiratory disease associated with solid biomass fuel exposure in rural women and children: systematic review and meta-analysis ［J］. Thorax, 2011, 66（3）: 232-239.

［32］安晶, 包鹤龄, 方利文. 生物燃料烟雾暴露与中国居民慢性阻塞性肺疾病关系 meta 分析［J］. 中国公共卫生, 2016, 32（7）: 999-1004.

［33］TSAI S S, CHANG C C, YANG C Y. Fine Particulate Air Pollution and Hospital Admissions for Chronic Obstructive pulmonary Disease: A Case-Crossover Study in Taipei ［J］. Int J Environ Res Public Health, 2013, 10（11）: 6015-6026.

［34］SONG Q, CHRISTIANI D C, WANG X R, et al. The global contribution of outdoor air pollution to the incidence, prevalence, mortality and hospital admission for chronic obstructive pulmonary disease: a systematic review and meta-analysis［J］. Int J Environ Research Public Health, 2014, 11（11）: 11822-11832.

［35］ANDERSEN Z J, HVIDBERG M, JENSEN S S, et al. Chronic obstructive pulmonary disease and long-term exposure to traffic-related air pollution: a cohort study［J］. Am J Respir Crit Care Med, 2011, 183（4）: 455-461.

［36］金银龙, 何公理, 刘凡, 等. 中国煤烟型大气污染对人群健康危害的定量研究［J］. 卫生研究, 2002, 31（5）: 342-348.

［37］BERNSTEIN A S, RICE M B. Lungs in a warming world: climate change and respiratory health［J］. Chest, 2013, 143（5）: 1455-1459.

［38］HNIZDO E, SULLIVAN P A, BANG K M, et al. Association between chronic obstructive pulmonary disease and employment by industry and occupation in the US population: a study of data from the Third National Health and Nutrition Examination Survey［J］. Am J Epidemiol, 2002, 156（8）: 738-746.

［39］周玉民, 王辰, 姚婉贞, 等. 职业接触粉尘和烟雾对慢性阻塞性肺疾病及呼吸道症状的影响［J］. 中国呼吸与危重监护杂志, 2009（1）: 6-11.

［40］BALMES J, BECKLAKE M, BLANC P, et al. American Thoracic Society Statement: Occupational contribution to the burden of airway disease［J］. Am J Respir Crit Care Med,

2003, 167（5）: 787-797.

［41］BLANC P, MENEZES A E, MANNINO D, et al. Occupational exposures and COPD: an ecological analysis of international data［J］. European Respiratory Journal, 2009, 33（2）: 298-304.

［42］BARKER D J, GODFREY K M, FALL C, et al. Relation of birth weight and childhood respiratory infection to adult lung function and death from chronic obstructive airways disease［J］. BMJ, 1991, 303（6804）: 671-675.

［43］HOLLAMS E M, DE KLERK N H, HOLT P G, et al. Persistent effects of maternal smoking during pregnancy on lung function and asthma in adolescents［J］. Pediatrics, 2014, 189（4）: 401-407.

［44］PEI L, CHEN G, MI J, et al. Low birth weight and lung function in adulthood: retrospective cohort study in China, 1948-1996［J］. Pediatrics, 2010, 125（4）: e899-e905.

［45］SAARENPÄÄ H K, TIKANMÄKI M, SIPOLA-LEPPÄNEN M, et al. Lung Function in Very Low Birth Weight Adults［J］. Pediatrics, 2015, 136（4）: 642-650.

［46］LANGE P, CELLI B, AGUSTÍ A, et al. Lung-Function Trajectories Leading to Chronic Obstructive Pulmonary Disease［J］. N Engl J Med, 2015, 373（2）: 111-122.

［47］CAZZOLA M, CALZETTA L, LAURO D, et al. Asthma and COPD in an Italian adult population: role of BMI considering the smoking habit［J］. Respir Med, 2013, 107（9）: 1417-1422.

［48］ZHOU Y, WANG D, LIU S, et al. The association between BMI and COPD: the results of two population-based studies in Guangzhou, China［J］. COPD, 2013, 10（5）: 567-572.

［49］YIN P, ZHANG M, LI Y, et al. Prevalence of COPD and its association with socioeconomic status in China: findings from China Chronic Disease Risk Factor Surveillance 2007［J］. BMC Public Health, 2011, 11（1）: 586.

［50］CHEN J, SCHOOLING C M, JOHNSTON J M, et al. How does socioeconomic development affect COPD mortality? An age-period-cohort analysis from a recently transitioned population in China［J］. PLoS One, 2011, 6（9）: e24348.

［51］SILVA G E, SHERRILL D L, GUERRA S, et al. Asthma as a risk factor for COPD in a longitudinal study［J］. Chest, 2004, 126（1）: 59-65.

［52］MCGEACHIE M J. Childhood asthma is a risk factor for the development of chronic obstructive pulmonary disease［J］. Curr Opin Allergy Clin Immunol, 2017, 17（2）: 104-109.

［53］DE MARCO R, ACCORDINI S, MARCON A, et al. Risk factors for chronic obstructive pulmonary disease in a European cohort of young adults［J］. Am J Respir Crit Care Med, 2011, 183（7）: 891-897.

［54］GARCHA D S, THURSTON S J, PATEL A R, et al. Changes in prevalence and load of airway bacteria using quantitative PCR in stable and exacerbated COPD［J］. Thorax, 2012, 67（12）: 1075-1080.

［55］ROCHE N, PEREZ T, NEUKIRCH F, et al. High prevalence of COPD symptoms in the

general population contrasting with low awareness of the disease［J］. Rev Mai Respir,
2011, 28（7）: e58-e65.

［56］SLIWINSKI P, PUCHALSKI K. Chronic obstructive pulmonary disease in the awareness of
polish society. Report from the public opinion survey by the polish respiratory society and
TNS polska［J］. Pneumonol Alergol Pol, 2015, 83（1）: 1-13.

［57］朱志强,郑文贵,唐园惠,等. 山东省部分地区农村居民对慢性阻塞性肺疾病的认知
现状分析［J］. 中国慢性病预防与控制, 2017, 25（2）: 108-110.

［58］樊静,王宁,方利文,等. 2014 年中国 40 岁及以上人群慢性阻塞性肺疾病知识知晓
率及其影响因素［J］. 中华流行病学杂志, 2018, 39（5）: 586-592.

（陈思达　谭卫国）

第二章

慢性病阻塞性肺疾病的流行病学

慢阻肺是一种不完全可逆的气流受限为特征的疾病,气流受限呈进行性发展,多与肺部对有害颗粒及气体的异常炎症反应相关,近年来逐渐成为全球重要的公共卫生问题,是仅次于冠心病和脑血管疾病的慢性非传染性疾病,是全球致死性第三位和致残性第五位的疾病。2002年,我国7个省份流行病学调查数据显示我国慢阻肺患者数高达4 300万,而WHO的调查数据显示全球患者数更是高达3.84亿。除此之外,其疾病负担也一直位居前列,根据《全球疾病负担研究》报告,全球慢阻肺负担位居第五位,而中国疾病负担更重,位居第三位。导致其患病率、病死率以及疾病负担居高不下的重要原因是人们对该疾病、流行病学、危险因素以及诊断治疗等各方面均存在认识不足。因此,慢阻肺作为一种可预防和治疗的慢性呼吸系统疾病,充分认识其流行病学以及相关的危险因素,对疾病的预防和控制有重要意义。

第一节　慢性阻塞性肺疾病流行情况

一、全球慢性阻塞性肺疾病流行状况

慢性阻塞性肺疾病在全球呈现不均匀的广泛分布。截至2015年,全球共有29个国家和地区完成大范围的慢阻肺流行病学调查,还有9个国家和地区调查仍在进行中。根据已有的调查报告和各国人口死因报告系统数据估算,2012年慢阻肺全球死亡人数超过300万,占全球死亡总数的6%左右,是世界上第四大死亡原因。此后,慢阻肺死亡人数仍逐年增加。2015年全球约有320万人死于慢阻肺,比1990年增加了11.6%,预计到2020年慢阻肺将成为全球第三大死亡原因。实际上,从1990年到2015年的25年间,人们对慢阻肺的认识和治疗水平明显提高,如果以年龄标准化折算,慢阻肺患者的死亡率下降41.9%,但由于人口基数增长和全球人口老龄化的影响,实际死

亡人数呈现明显上升趋势。慢阻肺患病率也呈现类似的特点。2015 年,以年龄标准化计算,慢阻肺发病率较 1990 年下降了 14.7%,但实际患病率增加了 44.2%,达到 1.745 亿人。其中男性约 1.047 亿,女性约 6 970 万,年龄标准化患病率为男性 32%、女性 20%,男性不只患病率高于女性,死亡率也明显高于女性。

WHO 从 1993 年开始关于全球疾病负担(global burden of disease, GBD)问题的研究,应用"伤残调整寿命年"(disability adjusted of life years, DALY)作为衡量疾病负担的单位。伤残调整寿命年是指从发病到死亡所损失的全部健康寿命年,包括因早死所致的寿命损失年和疾病所致伤残引起的健康寿命损失年两部分,是生命数量和生命质量以时间为单位的综合度量。在这一评价指标中,慢阻肺在 2015 年处于所有疾病谱的第 8 位。由于持续的人口老龄化和暴露于慢阻肺的风险因素,全球慢阻肺疾病负担持续增加,2020 年上升至第 5 位。慢阻肺疾病负担在经济不发达地区似乎更高。在印度、巴布亚新几内亚、尼泊尔和莱索托,2015 年因慢阻肺导致的年龄标准化 DALY 比率估计超过 2 000/10 万人。而在人均收入更高的亚太、西欧、北非、中东、加勒比和拉丁美洲的一些国家,这一指标低于 300/10 万人。这一流行病学结果可能反映了经济不发达地区吸烟率和空气污染水平更高。整体而言,由于流行病学调查方法、慢阻肺的诊断标准等差异,各地区的慢阻肺流行病学调查结果不能进行直接而准确的对比,但这些研究数据都指出慢阻肺是对人类健康的全球性威胁。

二、中国慢性阻塞性肺疾病流行病学

我国早期的慢阻肺流行病学调查多局限于个别省份或城市,且调查对象多为经过筛选的高危人群,比如存在呼吸系统症状或吸烟的人群,难以提供中国慢阻肺的总体患病率。2002 年 9 月至 2004 年 9 月,钟南山团队在华北、华东、华南、西北共 7 个省份进行我国第一次大规模的基于普通人群的慢阻肺流行病学调查。调查以随机整群抽样方式招募 40 岁以上居民 25 627 人进行问卷调查和肺功能测试。最终有 20 245 人完成问卷和肺功能测试,回收率约 79%。调查报告于 2007 年发布。

调查显示,我国 40 岁以上人群慢阻肺总患病率为 8.2%。其中男性患病率约 12.4%,女性患病率约 5.1%。农村地区慢阻肺患病率为 8.8%,高于城市的 7.8%。35.3% 的患者没有任何呼吸道症状,仅由肺功能筛查发现,其余 64.7% 的患者有不同程度的咳嗽、咳痰、喘息和呼吸困难症状,但其中仅有 35.1% 的患者就诊,且相当比例的患者被诊断为"哮喘、肺气肿、支气管炎"等其他呼吸系统慢性病。在所有慢阻肺患者中,仅有 6.5% 通过肺功能检测确诊。

在慢阻肺的相关危险因素方面,61.4%的慢阻肺患者有吸烟史,其中男性患者吸烟率为81.8%,女性患者为24%。从吸烟者的角度出发,受调查人群总吸烟率为38.4%,其中男性吸烟率高达74.3%,女性为11.3%,超过15年吸烟史的占25.9%。约13.2%的吸烟者患有慢阻肺。不吸烟者慢阻肺患病率为5.2%。其他相关因素包括:有粉尘、烟雾等职业暴露史的人群患病率约9.5%,高于无暴露史人群的7.9%。接触室内生物燃料的人群患病率约9.3%,高于无接触史人群的7.9%。厨房通风不良的人群患病率约9.3%,高于通风情况良好人群的7.5%。BMI低于18.5kg/m²的人群患病率为21%。多元回归分析表明,吸烟、老龄化、接触室内生物燃料、职业粉尘、厨房通风不良、低教育水平、较低的体重指数都与慢阻肺相关。

2012年,钟南山团队首次全国慢阻肺流行病学调查过去10年之后,王辰团队启动了我国第二次全国性慢阻肺流行病学调查。2012年6月至2015年5月,研究团队参照2010年全国人口普查数据的各项指标,在全国10个省份通过分层抽样方法随机抽取57 779名20岁以上人群参与调查,最终50 991人(88.3%)的数据被纳入分析,调查报告于2018年发布。

调查显示,我国20岁以上人群慢阻肺患病率为8.6%,其中男性患病率为11.9%,女性为5.4%。农村居民患病率为9.6%,高于城市居民的7.4%。其中有自觉呼吸道症状的患者仅占39.8%。调查首次报告了我国20~39岁人群慢阻肺患病率为2.1%。40岁及以上人群患病率为13.7%,较钟南山团队报告的8.2%明显升高。2015年我国的慢阻肺患病总人口约9 990万,成为仅次于高血压和糖尿病的第三大慢性病。但慢阻肺患者对自身病情的知晓率仅为2.6%。

除了既往已知的慢阻肺危险因素外,此次调查还通过卫星云图估算了各地区PM$_{2.5}$暴露情况。研究显示,PM$_{2.5}$暴露与慢阻肺患病率的联系在年轻人中比中老年人更强,提示空气污染对青少年肺部发育的不利影响可能比老年人更大。在过去10年中,环境空气污染已成为我国一个主要的公共卫生危机,此外,我国男性吸烟率仍然很高,调查报告将空气PM$_{2.5}$污染和吸烟确定为我国人群慢阻肺的主要可预防危险因素。

中国疾病预防控制中心2020年发表了系列文章,文章基于2014—2015年我国居民慢阻肺监测数据整理分析。文章指出,我国≥40岁的慢阻肺患者患病知晓率仅0.9%,绝大部分患者在参与筛查前并不确切知道自己患有慢阻肺。相应的,慢阻肺相关知识知晓率也较低,仅为5.7%。患者过去1年中使用药物治疗呼吸道症状的比率为11.7%,但选择的治疗方案大部分不符合慢阻肺诊治指南的推荐,其中吸入药物治疗率为3.4%,远低于口服药物的10.4%。

作为改善症状和预防急性加重的重要措施的肺康复治疗和肺炎疫苗接种率均只有 0.8%。肺功能检查情况也仅为 5.9%。监测数据的各项指标均提示，城镇居民的医疗知识、医疗措施获得率高于农村居民，呈现明显的地区不平衡性。

上述关于慢阻肺的流行病学数据都提示，目前我国慢阻肺的治疗和控制总体上尚不理想。国家正逐步出台一系列慢阻肺管理政策。2014 年慢阻肺被纳入国家慢性病监测体系，2015 年被写入国家慢性病工作规划，2016 年被纳入分级诊疗，逐步在基层医疗机构推广慢阻肺诊治项目。2016 年出台的《中国防治慢性病中长期规划（2017—2025 年）》中，肺功能检测率被纳入规划目标，规划提出 40 岁以上人群肺功能检测率在 2020 年达到 15%，2025 年达到 25%。这意味着在我国，特别是基层医疗机构和慢性病管理机构中，慢阻肺诊治将进入更为规范、全面、深入的新阶段。

第二节　慢性阻塞性肺疾病的疾病负担

慢阻肺造成的疾病负担正在不断加重。在美国，慢阻肺是住院的主要原因之一，并且住院率逐年上升。慢阻肺住院人数占总住院人数比例从 1998 年 1.9% 上升到 2002 年的 13%，其中 55 岁以上人群中慢阻肺是首位住院原因，占总住院人数的 52.9%，同时慢阻肺反复加重，恶化住院率高达 49.2%。亚洲地区呈现同样的趋势，据报道我国香港和亚洲国家其他地区慢阻肺住院率都呈现逐年增长的情况。住院率一直居高不下，随之而来的医疗花费也不断提升。美国数据显示，1998 年直接医疗花费为 147 亿美元，间接花费为 92 亿美元，共 239 亿美元，约每个患者每年需花费 1 522 美元，而到 2001 年总花费已经上升为 344 亿美元。另外，慢阻肺造成的伤残和寿命损失也不容乐观，根据 2016 年的全球疾病负担（GBD）数据显示，全球范围内引起伤残调整健康寿命年损失的前 30 种主要疾病中，慢阻肺列第 8 位，在中等社会人口指数水平国家中列第 7 位，而在我国则更是上升到了第 5 位；其中引起过早死亡寿命损失年的前 10 种疾病中慢阻肺位居第 9 位，而在我国则为第 5 位；引起伤残损失寿命年前 30 种疾病中，慢阻肺排第 11 位。我国研究资料显示，到 2033 年因慢阻肺死亡者将达 6 500 万人。同时，在农村致死性疾病中慢阻肺一直居第 1 位，而在城市中也居第 4 位。

慢阻肺已经成为全球重要的公共卫生问题，无论是发病率或是患者数，全球各个地区都呈现逐渐上升的趋势，这不断加重了整个社会的疾病负担。而由疾病导致患者劳动能力下降，也给家庭带来沉重的经济负担，严重影响生活质量。

慢阻肺作为一种可预防可治疗的慢性呼吸系统疾病,其危险因素众多,目前有大量针对各种危险因素与疾病的因果关系及其致病机制的研究,这些研究结果有助于认识该疾病的发生发展,并根据危险因素制定相应的预防控制措施,延缓疾病发生,提高生活质量,降低病死率。然而,仍然有许多危险因素尚未确定与慢阻肺的关系,还需要大量研究证据来阐明疾病发生和发展机制。

参考文献

［1］GLOBAL INITIATIVE FOR CHRONIC OBSTRUCTIVE LUNG DISEASE. Global strategy for the diagnosis, management, and prevention of chronic obstructive pulmonary disease（2017 report）［S］, 2017.

［2］AMERICAN LUNG ASSOCIATION EPIDEMIOLOGY STATISTICS UNIT. Trengs in COPD （Chronic Bronchitis and Emphysema）Morbidity and Mortality, 2013［EB/OL］.［2021-12-30］. http://www.lung.org/assets/documents/research/copd-trend-report.

［3］周玉民,冉丕鑫. 慢性阻塞性肺疾病的流行病学［J］. 中国呼吸与危重监护杂志, 2004, 3（2）: 68-70.

［4］ADELOYE D, CHUA S, LEE C, et al. Global and regional estimates of COPD prevalence: Systematic review and meta-analysis［J］. J Glob Health, 2015, 5（2）: 020415.

［5］YANG G, WANG Y, ZENG Y, et al. Rapid health transition in china, 1990-2010: findings from the global burden of disease study 2010［J］. Lancet, 2013, 381（9882）: 1987-2015.

［6］中华医学会呼吸病学分会慢性阻塞性肺疾病学组. 慢性阻塞性肺疾病诊治指南 （2013年修订版）［J/OL］. 中国医学前沿杂志（电子版）, 2014, 6（2）: 67-80.

［7］唐文芳,刘日辉,于雅琴,等. 2000-2014年中国40岁以上成人慢性阻塞性肺疾病患病率的Meta分析［J］. 吉林大学学报（医学版）, 2015, 41（5）: 961-968.

［8］WANG C, XU J, YANG L, et al. Prevalence and risk factors of chronic obstructive pulmonary disease in China（the China Pulmonary Health［CPH］study）: a national cross-sectional study［J］. Lancet, 2018, 391（10131）: 1706-1717.

［9］MANNINO D M. COPD: epidemiology, prevalence, morbidity and morbidity and disease heterogeneity［J］. Chest, 2002, 121（5）: 121-126.

［10］OTERO G I, BLANCO A M, MONTERO M C. The epidemiology of COPD and asthma exacerbations in a general hospital［J］. Arch Bronconeumol, 2002, 38（6）: 256-262.

［11］GBD 2016 DALYS AND HALE COLLABORATORS. Global, regional, and national disability-adjusted life-years（DALYs）for 333 diseases and injuries and healthy life expectancy（HALE）for 195 countries and territories, 1990-2016: a systematic analysis for the Global Burden of Disease Study 2016［J］. Lancet, 2017, 390（10100）: 1260-1344.

［12］GBD 2016 DISEASE AND INJURY INCIDENCE AND PREVALENCE COLLABORATORS. Global, regional, and national incidence, prevalence, and years lived with disability for

328 diseases and injuries for 195 countries, 1990-2016: a systematic analysis for the Global Burden of Disease Study 2016[J]. Lancet, 2017, 390(10100): 1211-1259.

[13] GBD 2016 CAUSES OF DEATH COLLABORATORS. Global, regional, and national age-sex specific mortality for 264 causes of death, 1980-2016: a systematic analysis for the Global Burden of Disease Study 2016[J]. Lancet, 2017, 390(10100): 1151-1210.

[14] ZHONG N, WANG C, YAO W, et al. Prevalence of chronic obstructive pulmonary disease in China: a large, population-based survey[J]. Am J Respir Crit Care Med, 2007, 176(8): 753-760.

[15] 许扬, 张鹏俊, 杨汀, 等. 我国基层慢性阻塞性肺疾病防治现状研究[J]. 中国全科医学, 2016, 19(34): 4153-4158.

（洪创跃　管红云）

第三章

慢性阻塞性肺疾病的筛查方式

慢阻肺气流受限不完全可逆,肺功能检查第一秒用力呼气容积(FEV$_1$)/用力肺活量(FVC)<70%表明存在持续气流受限。目前肺功能检查是诊断慢阻肺的"金标准",FEV$_1$/FVC是一个敏感且重复率较好的指标,但需注意单纯以该指标诊断慢阻肺在老年人群中可能存在过诊问题,年轻群体则可能出现漏诊现象,因此慢阻肺的诊断需综合临床症状、体征、肺功能和其他实验室等检查资料综合分析确定。此外,由于部分患者存在肺大疱等肺功能检查禁忌证,同时肺功能检查对检查者的配合要求极高,普及应用难度不小。当前,慢阻肺的筛查方法,除应用肺功能检查以外,调查问卷、影像学检查及人工智能也发挥重要作用。

第一节 调查问卷在慢性阻塞性肺疾病筛查中的应用

慢性阻塞性肺疾病是一种系统性疾病,对日常生活的各个方面都有很大影响。治疗的主要目的是防止健康状况/生活质量下降,并尽量减少生活质量的恶化。因此,需要基于这些患者相关的结果来评估对其治疗的反应。用于研究目的的广泛调查表提供了有价值的信息,但是填写时间很长,并且需要受过训练的人员协助患者并计算有时复杂的评分。这些广泛的调查表通常已经在呼吸专科的患者中进行了验证。在基层医疗机构中,需要用时较短、易于使用的调查表,因为患者访视通常是短暂的,而且护士和医生通常缺乏研究经验。为此,本节整理了慢阻肺筛查的常用问卷,并对其效能进行了总结。

一、CDQ问卷

CDQ问卷即COPD Diagnostic Questionnaire,由英国学者David B P等于2006年发表。该研究通过随机邮寄将受试者招募到英国阿伯丁和美国科罗拉多州丹佛市的初级保健实践中。研究对象为年龄40岁以上,在过去1年中未被诊断过任何呼吸系统疾病且未使用过任何呼吸系统疾病治疗药物的吸烟者。参与者回答有关人口统计学和症状的问题,然后进行肺功能测定和支气管舒张试验。COPD 的诊断定义为使用支气管扩张剂后 FEV_1/FVC 测量 <0.70。结果显示,54 个问题的列表产生了 52 个分析项目,随后减少为 17 个项目以进入多元回归分析。有 8 个项目与 COPD 的诊断有显著关系,包括年龄、吸烟强度、体重指数、受天气影响的咳嗽、无感冒时咳痰情况、晨痰、喘息频率以及过敏史。单个项目的比值比在 0.23~12 之间。该问卷诊断 COPD 敏感度为 80.4%,特异度为 72.0%,ROC 曲线下面积为 0.82,见表 3-1。

表 3-1　CDQ 问卷及其诊断慢阻肺的敏感度及特异度

问题类型	项目	回应类别	COPD/%	非 COPD/%	P 值
人口信息	年龄组	40~49 岁	9.2	29.8	<0.000 1
		50~59 岁	22.9	33.7	
		60~69 岁	34.9	21.8	
		70 岁及以上	33.0	14.7	
	性别	男	61.5	46.9	0.006
	体质指数 BMI	<25.4kg/m²	46.8	31.6	0.004
		25.4~29.7kg/m²	31.2	32.9	
		>29.7kg/m²	22.0	35.5	
吸烟	吸烟状态	目前	49.5	43.2	0.23
		既往	50.5	56.8	
	吸烟强度	0~14 包年	20.2	37.8	<0.000 1
		15~24 包年	18.4	20.7	
		25~49 包年	39.5	32.0	
		50 包年及以上	22.0	9.5	
	烟斗或雪茄	是	7.4	6.3	0.676
	曾经与吸烟者一起生活	是	87.2	89.6	0.454
咳嗽	醒来后咳嗽	是	39.4	34.8	0.367
	吸烟者咳嗽	是	24.8	17.1	0.062
	天气影响的咳嗽	是	16.5	10.8	0.097
	近年来咳嗽增多	是	28.7	26.0	0.563
	晨起咳嗽	是	24.1	23.6	0.925

续表

问题类型	项目	回应类别	COPD/%	非 COPD/%	P 值
	每年咳嗽 3 个月	是	25.5	19.3	0.156
	劳累后咳嗽	是	55.6	51.3	0.426
	冬天咳嗽	是	16.5	13.4	0.398
	冬天感冒后经常咳嗽	是	16.5	14.0	0.509
	接触冷空气后咳嗽或喘息	是	17.6	17.5	0.988
	咳嗽持续多少年	2 年或更多	24.8	18.6	0.144
	慢性咳嗽	是	16.5	13.6	0.434
呼吸困难	与呼吸困难有关的残疾	是	5.5	10.0	0.145
	与呼吸困难有关的住院	是	2.8	3.5	0.721
	吸烟使呼吸困难恶化	是	23.9	28.8	0.301
	描述呼吸困难的问题	无	61.1	66.2	0.339
		每天都在变化	17.6	12.3	
		大部分时间相同	21.3	21.4	
	近几年呼吸困难增加	是	59.3	47.5	0.028
	醒后呼吸困难	是	9.3	9.1	0.962
	MRC 呼吸困难量表	从未	19.3	23.3	0.453
		剧烈活动时	16.5	19.0	
		上楼梯时	16.5	9.7	
		在水平地面上	33.9	34.3	
		走 100m 之后	5.5	5.0	
		洗漱或穿衣时	8.3	8.6	

问题类型	项目	回应类别	COPD/%	非 COPD/%	P 值
咳痰	无感冒时咳痰	是	60.6	43.1	0.001
	晨起咳痰	是	24.8	24.4	0.937
	冬天咳痰	是	22.0	17.3	0.248
	痰量	无	45.9	58.8	0.083
		<15ml/d	42.2	29.9	
		15~30ml/d	9.2	9.3	
		30~100ml/d	0.9	1.3	
		>100ml/d	1.8	0.7	
	咳痰多少年	2 年或更多	56.9	63.3	0.215
	每年咳痰 3 个月	是	25.9	21.8	0.361
	慢性咳痰（MRC 定义）	是	0.9	0.6	0.761
喘息	近年来开始喘息	是	35.8	25.7	0.034
	过去一年内出现任何喘息	是	38.0	30.0	0.110
	醒来后喘息	是	7.4	6.7	0.796
	喘息频率	从不	49.1	65.1	0.007
		偶尔	45.4	28.2	
		至少每周一次	1.9	3.0	
		每天	3.7	3.7	
既往史	非吸烟者哮喘家庭	是	24.3	29.0	0.326
	吸入器帮助	从未使用吸入器	89.8	90.9	0.914
		帮助不大	3.7	3.7	
		帮助很大	6.5	5.4	
	感冒导致肺炎	是	46.7	48.1	0.798
	呼吸困难开始年龄	没有呼吸困难	58.1	66.8	0.257
		<20 岁	1.9	2.2	
		20~30 岁	1.0	0.9	
		30~40 岁	3.8	6.3	
		40~50 岁	12.4	9.5	

续表

问题类型	项目	回应类别	COPD/%	非 COPD/%	P 值
		≥50 岁	22.9	14.3	
	过敏家族史	是	44.9	51.2	0.238
	花粉症、湿疹或皮肤过敏	是	32.4	37.6	0.313
	过敏史	是	18.5	36.7	0.000
	肺部感染频率	没有肺部感染	57.4	57.9	0.915
		1 年 1 次或更少	34.3	34.9	
		1 年 ≥2 次	8.3	7.2	
	呼吸治疗史	是	3.7	1.7	0.194
	过去 1 年出现鼻炎	是	47.2	40.4	0.198
其他	无感冒时鼻炎	是	47.7	43.3	0.401
	近年来更容易劳累	是	72.2	62.3	0.054
	工作时暴露于烟草或燃料	是	45.0	46.3	0.802
	接触猫或狗时咳嗽或喘息	是	13.0	15.6	0.498
	接触烟时咳嗽或喘息	是	36.1	34.6	0.773

二、COPD-PS 问卷

COPD-PS 问卷即 the Self-Scored COPD Population Screener Questionnaire，由美国学者 Fernando J 于 2008 年发表在 *COPD* 杂志上。在 12 个从业人员地点进行了 697 名患者的全国调查。Logistic 回归确定了区分固定气道阻塞和不固定气道阻塞的项目（气道阻塞，支气管扩张剂后 $FEV_1/FVC<70\%$）。ROC 分析评估筛查准确性，比较评分选项并评估有效性。通过 COPD-PS 和 SF-12v2 评分相关性来评估收敛效度和判别效度。对于已知人群的验证，测试了临床组之间的 COPD-PS 差异。在 20% 的样本中评估了重测信度。697 名接受调查的患者中，295 名患者达到了肺功能检查性能专家审查标准；其中 38%（n=113）的结果表明气道阻塞。有 5 个项目可以正确预测气道阻塞（P<0.000 1）：呼吸困难、咳嗽、活动受限、吸烟史和年龄。COPD-PS 对气道阻

塞状态（ROC 曲线下的面积 =0.81）进行了准确分类，并且可靠（r=0.91）。AO 评分（6.8 分，SD=1.9，p<0.000 1）比没有气道阻塞的患者（4.0 分，SD=2.3）高得多。肺功能检测结果表明较高的分数与更严重的气道阻塞、支气管扩张剂的使用以及因呼吸问题而住院有关。在所研究的人群中，COPD 患病率高于 COPD-PS 的 5 分，其阳性预测值为 56.8%，阴性预测值为 86.4%。COPD-PS 对医师报告的 COPD 进行了准确分类（AUC=0.89）。问卷内容见表 3-2。

表 3-2　COPD-PS 问卷内容

问题类别	应答	得分/分	样本分析（N=294）		
			OR（95% CI）	Response Options ORs	CIs
在过去的 4 周里，你有多少次感到气短	从来不	0	1.07（0.75, 1.53）	—	—
	很少的时候	0		1.27	0.38, 4.28
	有时候	1		0.88	0.26, 2.98
	绝大多数的时候	2		1.13	0.30, 4.24
	一直是	2		0.4	0.06, 2.63
你曾咳出过"东西"，如黏液或痰吗	从来不	0	0.91（0.72, 1.15）	—	—
	偶尔，感冒的时候	0		1.49	0.49, 4.56
	每个月有几天	1		1.84	0.54, 6.22
	每周的绝大多数时间	1		1.48	0.43, 5.04
	每天	2		1.85	0.57, 6.05
请选出最符合你情况的描述。因为呼吸问题，我的活动量比从前少了	强烈不同意	0	1.64（1.25, 2.16）	—	—
	不同意	0		0.77	0.23, 2.58
	不确定	0		0.89	0.22, 3.54
	同意	1		2.28	0.80, 6.54
	强烈同意	2		6.78†	1.96, 23.47
目前，你至少吸了 100 支香烟吗	否	0	5.8（2.81, 11.96）	—	—
	是	2		5.8	2.68, 12.58
你的年龄	35~49 岁	0	2.68（1.92, 3.74）	—	—
	50~59 岁	1		2.85	0.78, 10.41
	60~69 岁	2		6.80	1.98, 23.35
	≥70 岁	2		23.8	6.84, 82.83

三、COPD-SQ 问卷

COPD-SQ 问卷即 COPD Screening Questionnaire，周玉民等于 2013 年利用我国 2002—2004 年 COPD 流行病学调查数据，从 19 800 个亚组收集数据，制定了该筛查问卷。从 2002 年中国 COPD 流行病学研究中获得的年龄≥40 岁的受试者（第一阶段），采用逐步逻辑回归方法进行项目的减少和评分。然后通过一项横断面研究（第二阶段）评估了 COPD-SQ 的水平（第二阶段），涉及 3 231 名年龄≥40 岁受试者。结果显示最终的 COPD-SQ 包括 7 个项目：年龄、吸烟强度、体重指数、咳嗽、呼吸困难、呼吸系统疾病的家族史以及烹饪时暴露于生物烟雾，且获得较高的分类精度，曲线下面积为 0.812（95%CI：0.786~0.838）。筛查界值为 16 时，COPD 诊断的敏感度、特异度和正确分类率分别为 60.6%、85.2% 和 82.7%，ROC 曲线下面积为 0.812，信度为 0.991。见表 3-3。

表 3-3 COPD-SQ 问卷内容

问题	回答	分值 / 分
你多大年龄	0~49 岁	0
	50~59 岁	4
	60~69 岁	8
	≥70 岁	11
在无感冒时你经常咳嗽吗	是	5
	否	0
体质指数	<18.5kg/m²	7
	18.5~23.9kg/m²	4
	24.0~27.9kg/m²	1
	≥28kg/m²	0
吸烟强度	从不吸烟	0
	1~14 包年	2
	15~30 包年	4
	>30 包年	5
是否有呼吸系统疾病的家族史	是	3
	否	0

续表

问题	回答	分值/分
是否烹饪时暴露于生物烟雾	是	1
	否	0
哪种呼吸困难描述最符合你的情况	没有呼吸困难	0
	在平地快走或爬小坡时感觉呼吸困难	3
	平地正常行走时感觉呼吸困难	6

四、CAPTURE 问卷

CAPTURE 问卷即 COPD Assessment in Primary Care to Identify Undiagnosed Respiratory Disease and Exacerbation Risk，由美国学者 Fernando 于 2016 年发表于美国呼吸与重症医学杂志。该研究招募了来自初级保健机构的受试者，开展横断面病例对照研究。测试组为 COPD 患者，在过去一年中至少发作一次或 FEV_1 低于过去一年中未发作时预测值的 60%。对照组为无 COPD 或轻度 COPD 的患者（FEV_1>60% 的预测值，过去一年没有恶化）。在随机森林分析中，确定了最小的问题集以及最佳灵敏度和特异度的呼气峰流量（PEF）。共对比了 186 例病例和 160 名对照受试者的 PEF 和肺活量测定法。使用危险因素的暴露、呼吸问题等 5 个方面的问卷调查 CAPTURE。该问卷设定 0~1 分提示为低风险，可排除 COPD；5~6 分提示为 COPD，需要进一步进行包括肺功能在内的评估；2~4 分时建议联合使用呼气峰流速仪进行检测。该研究结果显示，单独使用呼气峰流速仪（男性 <350L/min、女性 <250L/min 为异常）筛查 COPD 的灵敏度为 88%，特异度为 90.8%；单独使用 CAPTURE 问卷（≥2 分）筛查 COPD 的灵敏度为 95.7%，特异度为 67.8%，信度为 0.85；CAPTURE 问卷评分标准为 2~4 分时，再联合使用呼气峰流速仪，筛查 COPD 的灵敏度为 89.7%，特异度为 93.1%，筛查效果优于单独应用 CAPTURE 问卷或呼气峰流速仪。问卷内容见表 3-4。

表 3-4　CAPTURE 问卷内容

请回答以下问题	否	是
是否曾经在受到污染或不清洁的水、空气、灰尘、烟或二手烟的地方生活或工作	0	1
你的呼吸会随着季节、天气或空气质量而变化吗	0	1

续表

请回答以下问题	否	是	
你是否会出现呼吸问题导致你难以进行一些工作,比如提重物,铲土或积雪,慢跑,打球或游泳等	0	1	
和你的同龄人相比,你容易感到疲劳吗	0	1	
在过去的 12 个月里,你有多少次因感冒、支气管炎或肺炎影响工作、上学或其他活动	0 次	1 次	≥2 次

五、LFQ 问卷

LFQ 问卷即 the Lung Function Questionnaire,美国学者 Barbara P Y 通过回顾分析美国第三次全国健康与营养检查调查（1988—1994 年）制作了该问卷。该问卷包含 5 个项目（年龄、吸烟史、喘息、呼吸困难、咳痰）,以 3 分为界值,灵敏度和特异度分别为 73.2% 和 58.2%,ROC 曲线下面积为 0.72。问卷内容见表 3-5。

表 3-5　LFQ 问卷内容

项目	否	是	推荐临界值
年龄 <50 岁	0	1	≥3
喘息	0	1	
呼吸困难	0	1	
咳痰	0	1	
吸烟 ≥20 年	0	1	

第二节　肺功能检查在慢性阻塞性肺疾病中的应用

慢阻肺是全球发病率和死亡率最高的疾病之一,预计在未来几十年将继续增加。它是一种肺部炎症性疾病,以慢性、进行性、不完全可逆的气流受限为特征。通常由于明显暴露于有毒颗粒或气体引起的气道和 / 或肺泡异常导致。肺功能检查是一种无创的医学计量测试技术,其原理是通过对呼吸容量、流速、压力等的测定和呼吸气体成分的分析,了解呼吸系统器官、组织的功能状态。肺功能检查是判断气流受限的客观指标,且重复性较好,因此是诊断 COPD 的金标准,对 COPD 的早期发现、诊断、病情评估、疾病进展、预后及疗效评估均有重要意义。

一、COPD 早期发现

COPD 早期发现、早期诊断及早期干预有助于延缓肺功能下降和疾病进展。研究表明,采取干预和治疗措施越早,肺功能可恢复的程度越大。一项观察 COPD 早期患者用单支气管舒张剂规律治疗疗效的前瞻性研究结果显示,早期用药可显著改善一秒用力呼气容积(forced expiratory volume in one second, FEV_1),减缓舒张试验后 FEV_1 的年递减率,降低急性加重事件发生的风险,改善患者生活质量。因此,早期发现、诊断和治疗,对延缓病情进展,保护或逆转肺功能十分重要。但 COPD 早期症状隐匿,容易被忽视,大多数患者出现明显症状时已处于疾病的中晚期。一般情况下,COPD 的症状负担随着气流受限的严重程度而增加,但即使在气流受限很严重时,一些患者也未报告呼吸困难或运动受限。有研究表明,COPD 症状一般在 FEV_1 显著下降($FEV_1 \leqslant 50\%$)后才出现。荷兰一项长达 10 年的观察性研究中,有 46% 的肺功能检测确定为 COPD 的患者没有因呼吸健康问题进行过相关检测。一项于 2012 年 6 月—2015 年 3 月在中国 10 个省份 50 991 名受试者中开展的横断面研究显示,2/3 的 COPD 患者未报告咳嗽、咳痰、喘息等典型症状。国家疾控中心 2014 年 COPD 监测项目研究也表明,早期患者(I ~ II 级)占 92.7%,患者中有咳嗽、咳痰、喘息、呼吸困难等典型症状的仅占 33.7%,仅有 5.9% 的患者曾经接受过肺功能检查,早期诊断严重不足。这一现象一方面可能是患者将其症状归因于年龄增长、衰老或其他多种原因,从而降低了获得诊断的重要性;另一方面,COPD 典型的呼吸系统症状可能在诊断前很长一段时间就存在,但全科医生对早期诊断的警惕程度不同。FEV_1/FVC 是 COPD 的一项敏感指标,可检测出轻度气流受限,有利于 COPD 早期诊断及尽早采取干预措施,可有效延缓疾病的发展。王辰等专家认为,使用肺功能检测预防和早期发现 COPD 应成为中国公共卫生工作的重点,以降低 COPD 的发病率和死亡率。专家建议在 COPD 高危人群中每年进行一次肺功能检查,以早期筛查、早期发现及早期诊断。

二、肺功能检查是诊断 COPD 的金标准

肺功能检查是诊断 COPD 的必备条件,吸入支气管舒张剂后 FEV_1 与 FVC 的比值小于 0.70 即存在持续气流受限,排除其他疾病后可确诊为 COPD。

COPD 截断值 0.70 是基于专家意见形成的,诊断效力存在争议。有学者认为根据人群数据确定的正常值下限(lower limit of normal, LLN)更具优势,但基于美国 2 万人队列研究显示,最佳固定截断值为 0.71,与 GOLD 全球倡议专家意见 0.70 基本一致。但在诊断过程中需要注意,COPD 患者肺功能检查结果可能存在不稳定性和逆转性。研究显示:$FEV_1/FVC \geq 0.70$ 的患者一年后再次检测肺功能,其中约 12.5% 的患者 $FEV_1/FVC < 0.70$;男性、老年人群、现在吸烟者及基线 $FEV_1\%$ 较低者,更容易出现从非阻塞性气流受限变为阻塞性气流受限。基于此,2018 年《全球慢性阻塞性肺疾病防治倡议》(2018版 GOLD 指南)提出:评估是否存在气流受限时,单次使用支气管舒张剂后 FEV_1/FVC 的值介于 0.60~0.80 之间,建议复查肺功能。

三、肺功能检查是评估 COPD 患者病情和疾病进展的重要指标

COPD 评估的主要目的是确定气流受限水平对患者的影响,以及出院、终点事件发生的风险,指导治疗。目前多主张根据 COPD 患者气流受限的严重程度进行肺功能分级,即以 FEV_1 占预计值的百分比为分级标准(见表 3-6),指导临床治疗。有研究显示,FEV_1 降低与咳嗽、咳痰、喘息及呼吸困难等症状的加重具有相关性,FEV_1 与急性加重的发生率显著相关。因此,常规随访监测患者肺功能十分必要。2017 版 GOLD 指南建议,COPD 稳定期的患者应定期(至少每年 1 次)追踪患者肺功能情况,以及时调整治疗策略,发现并发症和共患疾病。对不适合进行肺功能检查的急性加重期患者,建议急性加重期后(1~3 个月)进行肺功能检查和随访,以明确病情进展的情况。《慢性阻塞性肺疾病基层诊疗指南(2018 年)》建议,COPD 患者随访评估中,轻、中度患者(FEV_1 占预计值百分比 $\geq 50\%$)每年监测一次肺功能,重度患者(FEV_1 占预计值百分比 $< 50\%$)每半年监测一次肺功能,以及时发现 FEV_1 快速下降的患者。

表 3-6　慢性阻塞性肺疾病患者气流受限严重程度的肺功能分级
(基于支气管扩张剂后 FEV_1)

肺功能分级	气流受限程度	FEV_1 占预计值百分比
GOLD 1 级	轻度	$\geq 80\%$
GOLD 2 级	中度	50%~<80%
GOLD 3 级	重度	30%~<50%
GOLD 4 级	极重度	<30%

四、肺功能检查是评估药物疗效的重要参考指标

呼吸困难是 COPD 的主要症状,也是疾病严重程度的主要评估指标和主要治疗目标。肺功能检查是评估肺功能损伤的较为准确、客观且可量化的方法。因此,在国内外众多 COPD 药物疗效评估的临床试验中,肺功能检查常作为主要或重要的研究指标。研究发现,两种支气管舒张剂[长效 β₂ 受体激动剂(LABA)/ 长效 M 受体阻断剂(LAMA)]LABA/LAMA 联合用药,不仅可以提高 FEV₁、改善患者临床症状,还可以显著减少急性加重事件发生的频率。多项研究也表明,与单支气管舒张剂或吸入性糖皮质激素(inhaled corticosteroid, ICS)/LABA 复合制剂相比,LABA/LAMA 联合用药可以显著提高 FEV₁。基于此,2017 版 GOLD 指南特别强调了 LABA/LAMA 联合用药的重要性,现已成为中、重度 COPD 患者治疗的主要基础药物。Singh D 等评估吸入激素联合双重支气管舒张剂(倍氯米松 / 福莫特罗 / 格隆溴铵)三联疗法治疗 COPD 的疗效结果显示,随访第 52 周,与 ICS/LABA 组相比,ICS/LABA/LAMA 组 FEV₁ 增加了 63ml。Ferguson GT 等比较三联疗法和相应双联疗法对中、重度 COPD 患者疗效结果表明,随访第 24 周,与 ICS/LABA 组相比,ICS/LABA/LAMA 组 FEV₁ 增加了 74ml。三联 ICS/LABA/LAMA 用药不仅可改善 COPD 患者肺功能,还可以提高患者生活质量,减少急性加重事件发生的频率。2020 版 GOLD 指南也推荐 ICS/LABA/LAMA 用于多症状、高风险、治疗效果差的 COPD 患者。

五、其他 COPD 筛查工具

1. FEV₁/FEV₆ 对气流受限的诊断价值

FEV₁/FVC<0.7 是诊断 COPD 的金标准,临床上为获得真实可靠的 FVC 结果,检测时要求受试对象用力呼气 6 秒以上、容积 - 时间曲线达到平台期方可停止试验,对患者体力要求较高,同时需要较好地配合肺功能检测师,然而大部分老年患者或严重气流受限的患者通常无法配合完成检测,导致检测结果不准确,进而影响肺功能检测的准确性。FEV₆ 指第 6 秒用力呼吸末容积(forced expiratory volume in six seconds),与 FVC 相比,FEV₆ 更容易实施,检测时间更短,同时还可以减少患者体力消耗和并发症的发生,且检出率高,易于在基层医疗机构中普及。一项基于 11 项研究的 Meta 分析发现,FEV₁/FEV₆ 识别 COPD 的敏感性为 0.89(95%CI: 0.83~0.93),特异性为 0.98(95%CI: 0.95~0.99)。1999 年,Hankinson 等对 7 429 名受试对象进行肺功能测试,首次创建了 FEV₆、FEV₁/FEV₆ 的参考方程,并提出使用 FEV₆、FEV₁/FEV₆ 替代 FVC 和 FEV₁/FVC 诊断 COPD 的设想。2000 年,美国专家发表共识,建议采

用 FEV_6、FEV_1/FEV_6 分别替代 FVC 和 FEV_1/FVC 用于诊断 COPD 患者气流受限。随后多项研究也表明，FEV_1 与 FEV_6 比值和 FEV_1/FVC 之间具有良好的相关性，在 COPD 高危人群筛查中，FEV_1/FEV_6 更优于 FEV_1/FVC；尤其是在老年人或严重气流受限的人群中，FEV_6 的诊断价值更优。Guirguis-Blake 等对 1 587 名受试对象参与的 3 项独立临床试验进行分析，也指出 FEV_1/FEV_6 是替代 FEV_1/FVC 筛查 COPD 的最优指标。

传统的肺功能检测仪器价格昂贵，操作较为复杂，临床应用价值严重依赖于专业的技术人员、精准可靠的仪器和标准的操作流程，应用于 COPD 的普遍筛查有一定的局限性。研究表明，训练有素且经验丰富的操作人员使用现代化设备进行测试时，90% 的人可得到可重复性的结果，但这个比例在基层医疗机构中相对较低。微型肺量计是一种简易的手持式测量肺量计，以测量 FEV_1、FEV_6 及 FEV_1/FEV_6 为主，其操作简单，对专业技术要求较低，应用于基层 COPD 筛查具有较大优势。目前常用的有微型肺量计 COPD-6 及 Piko-6。研究表明，CDPD-6 筛查 COPD 的准确性在不同医疗机构、年龄、性别和吸烟的人群中无差异；Haroon S 等对 10 项有关 COPD 筛查研究进行 Meta 分析，结果显示 COPD-6 等微型肺量计的灵敏度为 79.9%，特异度为 84.4%，准确性优于 CDQ 问卷。手持式测量肺量计操作简单、便携，可广泛应用于基层医疗机构，但该类设备筛查 COPD 的临界值并无统一标准。Chung 等开展的一项 14 978 人回顾性研究结果显示，以 $FEV_1/FVC<0.7$ 为诊断金标准，当 FEV_1/FEV_6 临界值为 0.75 时，两者诊断 COPD 的符合率最高，*kappa* 值为 0.80，灵敏度为 0.97，特异度为 0.93。韩国一项使用 COPD-6 对高危人群（≥40 岁、吸烟史≥10 包 / 年）进行 COPD 筛查发现，以 $FEV_1/FEV_6<0.77$ 为临界值时，灵敏度和特异度最高，分别为 72.7% 及 77.1%。一项纳入 10 018 名受试对象的大型多中心队列研究结果表明，以 $FEV_1/FVC<0.70$ 为参考，FEV_1/FEV_6 诊断气流受限具有良好的准确性，$FEV_1/FEV_6<0.73$ 时，敏感性 92.1%（95%*CI*：90.8~92.4）和特异性 97.3%（95%*CI*：97.3~98.1）最好。有研究使用 Piko-6 手持肺量计应用于基层 COPD 筛查，结果表明，FEV_1/FEV_6 临界值为 0.75 对年龄 50 岁以上的吸烟者和已戒烟者具有最佳的敏感性（81%）和特异性（71%）。而希腊的一项实践研究则显示，将临界值设为吸入支气管舒张剂后 $FEV_1/FEV_6<0.7$ 时，Piko-6 诊断 COPD 的特异性将提高到 94%，敏感性为 80%。多项研究均显示，FEV_1/FVC 比值 0.7 与 FEV_1/FEV_6 比值 0.73~0.75 的相关性最好。微型肺量计是一种可替代常规肺量法对 COPD 进行早期检测的方法，对 COPD 患者日常自我病情监测和社区医疗机构 COPD 筛查有积极作用，但在基层实践过程中，需要就执行肺活量测定的确切标准达成共识，包括 FEV_1/FEV_6 比值的最佳临界值，其应用价值也值得进一步探讨。

2. FEV_3/FVC 对早期小气道阻塞的诊断价值

临床实践中,部分患者出现 FEV_1/FVC 下降时,患者肺部往往已出现不可逆的损伤,并持续加重。小气道病变是 COPD 早期表现,其病变通常是可逆的。小气道病变常发生在 COPD 早期,在患者未出现临床症状和发生肺功能改变前,小气道即可发生明显的病理变化,而 FEV_1、FVC、FEV_1/FVC 等常规肺功能检测指标可能在正常值范围,对 COPD 早期诊断带来一定的困难。

目前,判断小气道阻塞主要以 FEV_1、FVC、FEV_1/FVC、最大呼气中期流量(maximal midexpiratory flow, MMEF)、50% 肺活量时的最大呼气流速(maximum expiratory flow rate at 50% of vital capacity, $MEF_{50\%}$)、75% 肺活量时的最大呼气流速(maximum expiratory flow rate at 75% of vital capacity, $MEF_{75\%}$)和呼出气体 25%~75% 肺活量的平均流量(forced expiratory flow between 25% and 75% of forced vital capacity, $FEF_{25\%-75\%}$)等指标,但对于轻度 COPD 诊断效果欠佳。ATS/ERS 并未将 FEV_3/FVC 作为评价肺通气功能的常规检测指标。FEV_3 指最大呼气至肺总量(total lung capacity, TLC)位之后 3 秒内的快速呼气量。Hansen 等通过计算 FEV_3/FVC 平均值、LLN,比较 FEV_1/FVC、FEV_3/FVC 和 $FEF_{25\%-75\%}$ 在不同人群中的差异,认为与 $FEF_{25\%-75\%}$ 相比,FEV_3/FVC 检测气道阻塞更可靠。国内有学者通过比较正常 FEV_3/FVC 和 FEV_1/FVC,仅 FEV_3/FVC 下降以及 FEV_1/FVC 下降的受试对象间 FVC、FVC%pred、$FEF_{25\%-75\%}$ 及 $FEF_{25\%-75\%}$pred,结果表明,在气道阻塞早期 FEV_3/FVC 已经发生变化,较 FEV_1/FVC 更早,对预测早期气道阻塞敏感性更高;FEV_3/FVC 下降比 FEV_1/FVC 下降更早提示小气道阻塞的发生,因此,建议在肺功能检测中常规测定 FEV_3、FEV_3/FVC。Lam 等通过比较 FEV_1/FVC、FEV_1/FEV_6、FEV_3/FVC 在中国成年人气道阻塞情况发现,根据每个指标的正常低限,FEV_3/FVC 诊断气道阻塞的患者高于 FEV_1/FVC,敏感度为 0.79,特异度为 0.99,因此,该研究认为 FEV_3/FVC 在诊断早期气流受限方面比 FEV_1/FVC 更有价值,并且指出,FEV_3/FVC 更适用于轻、中度气流受限的患者,FEV_1/FEV_6 更适用于无法完成 FVC 操作的老年人或重度气流受限患者。Morris 等研究结果显示,仅 FEV_3/FVC 下降的受试对象与 FEV_1/FVC 和 FEV_3/FVC 均正常的受试对象相比,其 TLC、残气量(residual volume, RV)和 RV/TCL 更高,而 FEV_1% 平均预测值、吸气量和肺一氧化碳弥散量较低,因此认为 FEV_3/FVC 是判断轻度肺损伤的有效指标,可以反映早期小气道阻塞,作为筛查早期或轻度呼吸道疾病的敏感指标,同时建议将 FEV_3/FVC 作为肺量测定中常规检测指标。

3. 呼气峰流速仪

呼气峰值流量(peak expiratory flow, PEF)指用力呼气时的最高流量,又称最高呼气流量、最大呼气流量、最高呼气流速等,与 FEV_1 具有较好的相关性,能较好地反映气道通畅性,是通气功能的常用检查指标之一。与肺功能相比,呼气峰值流量测量花费的时间更少,不依赖训练有素的专业人员,易于患者执行,成本更低。多项研究均报道 PFE 在 COPD 筛查中的良好效果,Yogesh T 等研究表示,截断值为 PEF 占预计值百分比 <80% 时,峰值流量计灵敏度高,但检测气流限制的特异性低,但峰值流量计和症状问卷的组合可将灵敏度提高到 84%,特异性提高到 93%。Jackson 等对英国第三次全国健康与营养调查的数据进行分析,以评价呼气峰值流量对社区筛查 COPD 患者的有用程度。该研究共纳入 3 874 名受试对象,并定义 PEF 占预计值百分比 <80% 为异常,使用该临界值,发现 88.7% 的 COPD 患者 PEF 占预计值百分比 <80%,该值检测 COPD 的灵敏度为 91%,特异性为 82%,检测中、重度 COPD 患者中灵敏度则为 100%。我国多项研究也表明,PFE 是筛查 COPD 较好的方法。田佳等使用呼气峰流速仪对社区 40 岁以上居民进行筛查,特异性为 83.8%,其敏感性和特异性均优于单纯依靠临床诊断,并有效减少了后期需要使用肺功能确诊的人群数量。刘亚男等研究也表明,患者气流受限程度越严重,PEF 筛查 COPD 的灵敏度越高,在中、重、极重度气流受限患者的筛查中,灵敏度为 98.5%,并认为 PEF 检测是 COPD 良好的筛查方法,但 PFE 筛查 COPD 患者的正确性,依赖于患者的肺功能和症状的严重程度。

多项研究均验证了采用 PEF 作为筛查 COPD 指标的有效性,但需要注意,并不是所有的呼气峰流速仪均能直接获得该数据,普通的呼气峰流速仪仅能测得实际的 PEF,且目前关于实际呼气峰流速诊断 COPD 或气流阻塞的临界值还有待进一步研究。

六、总结

肺功能检查是判断气流受限的客观指标,重复性好,对 COPD 的诊断、严重程度评价、疾病进展、治疗及预后等均有非常重要的意义。2017 版 GOLD 指南建议临床医生将肺功能检查与临床症状、问卷调查、实验室检查和影像学资料相结合,综合考虑,以评估患者的疾病状态。目前肺功能检查在我国 COPD 患者中的实践仍不容乐观,社区中仍有很大比例的 COPD 未被诊断。提高肺功能检查的知晓率与临床意识,普及肺功能检查任重道远。

我国基层 COPD 的相关研究有限,多局限于单一的问卷调查、微型肺量仪和呼气峰流速仪筛查方式,不同筛查方式或工具间的比较研究有限;缺乏系统性研究,因此,不同筛查工具适用于中国 COPD 筛查的临界值尚无统一的标准;国内 COPD 筛查的研究地点多为单一地区的研究,较为局限,可能不能全面反映中国基层医疗机构 COPD 的真实情况。应加强基层医务人员 COPD 和肺功能相关知识的知晓率,对社区居民开展 COPD 宣传教育,提高居民 COPD 相关知识知晓率,提升 COPD 防治意识;加强临床实践培训,加强医务人员对 COPD 的认识和学习;同时积极开展基层 COPD 筛查的相关研究,开发、筛选适合中国基层医疗机构 COPD 筛查的工具或方法。

第三节　影像学在慢性阻塞性肺疾病筛查中的应用

虽然 COPD 诊断的金标准为肺功能检查,但存在一定局限性:①部分患者存在肺大疱等禁忌证,导致肺功能检查风险过大,无法进行;②肺功能检查受操作者熟练程度及患者本人配合程度影响较大,若操作不规范可导致检查结果存在偏差,对临床诊疗产生误导。因此,探索 COPD 诊断及评估的影像学依据,提高影像学检查在 COPD 筛查中的应用,具有重要意义。

一、常规影像学检查在慢性阻塞性肺疾病筛查中的应用

1. 胸部 X 线检查在 COPD 筛查中的应用

COPD 患者胸部 X 线有特征性表现。肺气肿患者,变化包括肺过度充气,表现为横膈低平(即侧位片上胸骨与横膈前端形成的夹角增大,从正常的 45° 增加到 >90°),肺门血管影迅速变细,并可能出现肺大疱。其他典型表现包括胸骨后间隙增宽及心影狭长。轻症患者肺脏可表现正常或由于肺实质丧失而透亮度增加。慢性支气管炎患者的胸部 X 线可正常,也可见双侧基底部支气管血管影增多,这是支气管壁增厚的表现。如出现肺门突出则提示肺动脉扩张,可能是肺动脉高压的征象。肺心病的右心室扩大有时可被肺过度充气所掩盖,或表现为心影侵占胸骨后区,或与患者既往胸部 X 线相比心影横径增大。

胸部 X 线摄影常用于肺部体检,也可发现 COPD 肺气肿、肺大疱等影像学特征,而且价格便宜,能让大众接受。但胸部 X 线摄影也有一定的局限性,早期的慢阻肺患者胸部 X 线通常没有异常,这也限制了其在慢阻肺筛查中的应用。

2. X 线计算机体层成像(CT)在 COPD 筛查中的应用

(1)CT 平扫:CT 平扫是利用 X 线穿透人体组织结构后发生不同程度的吸收而产生的影像对比。CT 检查以其简便、迅速、安全、无痛苦,密度分辨率高,解剖关系清楚,病变检出率和诊断准确率高,可进行密度量化分析,可行多种图像后处理等优势,广泛应用于临床。COPD 患者 CT 平扫检查可见肺小气道病变、肺气肿及其并发症表现,可排除具有相似症状的其他呼吸系统疾病。张保朋等对 102 例 COPD 患者进行研究,采用 16 层螺旋 CT 自肺尖至

肺底进行全肺扫描,扫描参数:管电压120kV,管电流:120mA,速度:0.5s/周,准直器宽度:10mm,螺距1.375,图像重建层厚1.25mm,间隔1.25mm。于深吸气末(in)和深呼气末(ex)详细记录患者全肺容积(V):V_{in}、V_{ex},肺容积差(V_{in}-V_{ex}),肺容积比(V_{ex}/V_{in});平均肺密度(MLD):MLD_{in}和MLD_{ex},平均肺密度差(VD)。结果发现:V_{ex}与TLC、RV、RV/TLC呈显著正相关,与FEV_1/FVC呈显著负相关;V_{in}与TLC、RV、RV/TLC呈显著正相关,与FEV_1/FVC呈显著负相关;V_{in}-V_{ex}与RV/TLC、FVC呈显著负相关,与FEV_1/FVC呈正相关;V_{ex}/V_{in}与RV、RV/TLC、FVC呈显著正相关,与FEV_1/FVC呈显著正相关;MLD_{in}与TLC、RV呈显著负相关;MLD_{ex}与RV、RV/TLC呈显著负相关,与FVC、FEV_1/FVC呈显著正相关;MLD_{ex}-MLD_{in}与TLC、RV、RV/TLC呈显著负相关,与FVC、FEV_1/FVC呈显著正相关,差异均有统计学意义(P值均小于0.05)。

提示16层螺旋CT的肺容积与肺密度指标同肺通气功能具有良好的相关性,可较好地判定COPD患者的肺功能状况。证实CT平扫对COPD具有较高的诊断价值,可用于COPD筛查。

(2)高分辨率CT(HRCT):HRCT在常规CT的基础上应用更小层距、更高分辨率的算法及更大矩阵的断层扫描,准确反映肺部结构的细微改变,可用于识别肺气肿,评价疾病的严重程度等。张攀等选择稳定期慢阻肺患者78例,进行HRCT检查,测定肺气肿组织占全肺的比例(LAA%),分析LAA%与肺功能指标、支气管舒张试验反应性、MMRC评分、CAT评分及6分钟步行距离(6MWD)的关系。结果显示:LAA%与FEV_1/FVC、$D_LCO\%_{pred}$负相关,相关系数r分别为-0.759、-0.589。LAA%与mMRC评分呈正相关(r=0.342,P<0.01),与6MWD呈负相关。提示HRCT肺气肿定量指标与慢阻肺患者的临床症状、肺功能指标及运动耐量相关。王强等选取80例COPD患者为观察组,另选取40例健康志愿者为对照组。回顾性分析两组肺功能和胸部HRCT检查结果,比较两组间肺功能指标:FEV_1、FVC、FEV_1占预计值百分比($FEV_1\%pred$)、FEV_1与FVC比值(FEV_1/FVC)、残气量(residual volume,RV)、肺总量(total lung capacity,TLC)、RV占TLC比值(RV/TLC)和HRCT指标:平均支气管腔内径(mean lumen diameter,LDmean)、平均管壁厚度(mean wall thickness,WTmean)、管壁面积占支气管断面总面积百分比的平均值(WA%mean)、总肺气肿体积(total emphysema volume,TEV)、总肺体积(total lung volume,TLV)以及肺气肿指数(emphysema index,EI)。采用Spearman相关性分析验证各HRCT指标与肺功能指标的相关性,结果显示:与对照组相比,COPD组LDmean显著降低,且随着病情严重程度增加而降低;WTmean、WA%mean、TLV、TEV和EI均显著增大,且随病情严重程度增加而增

大。与对照组相比，COPD 组 FEV_1、FVC、FEV_1/FVC、$FEV_1\%pred$ 均显著降低，表明 HRCT 成像可作为评定早期 COPD 的重要方法。以上为 HRCT 用于筛查 COPD 提供了理论基础。

二、能谱 CT 在慢性阻塞性肺疾病评估中的应用

随着病情的进展和变化，COPD 患者肺部的通气情况、肺部形态结构、肺实质的血流灌注情况也将随之发生相应的变化。临床上 COPD 的诊断及评估主要依靠肺功能检查及临床病史的采集，而这两种方法都存在一定局限性。依据病史进行疾病评估不够客观。而肺功能检查的局限首先在于不能直观展示病变的部位及范围，对疾病的异质性展示欠佳；再者，在疾病发生发展的早期，肺部的形态结构、实质的血流灌注情况等已经发生改变，而肺功能检查的结果却没有变化；另外，肺功能检查需要患者较好的配合，不适用于部分重症患者及配合不佳的老年患者等。影像学检查可以直观地显示 COPD 患者肺部的改变。早期使用的放射性核素肺通气 / 灌注显像、后来出现的磁共振通气 / 灌注成像，均可显示肺部通气及血流灌注的改变，但这些方法空间分辨率不足。CT 已经成为评估肺部解剖学改变的首选方法，但其在肺部通气及血流灌注的评估方面存在局限性，受限于重复 CT 扫描和图像配准错误等。能谱 CT 技术发展，打破了不能同时较好地评估肺部通气血流变化及肺部解剖学变化的情况。

（一）能谱 CT 简介

能谱 CT 是指利用不同光子能谱进行成像的 CT，相对于普通 CT，能谱 CT 能够更好地区分不同的物质。

1. 能谱 CT 数据的获取

目前，获得能谱 CT 数据的方法不尽相同，主要有三种。飞利浦公司出产的能谱 CT 称为 IQON CT，其特殊的双层探测器能分别探测较高能量及较低能量的光子。该机型优势在于，不同能级图像的空间配准率高，辐射剂量相对较低，但其光谱分离能力有限。西门子公司生产的称为双源 CT，该机型有两个独立的球管和对应的两个探测器，优势在于可以调整每个球管的管电压、管电流及管滤波，从而得到更好的光谱对比度及与噪声的对比度。但其辐射剂量高，另外，双球管同时工作，一个管发出的散射光子可以被非对应的探测器探测到，从而产生伪影，需要通过算法进行校正。GE 公司生产的机型利用的是一个射线源及一个探测器，通过快速切换管电压，获得两个能级的数据，但由于技术的限制，并不能单独调整光谱滤波及光电流，以至于出现相对较高的能谱重叠。

2. 能谱 CT 的图像

能谱 CT 除了可以获得常规 CT 图像,还能获得虚拟单能图像、有效原子序数图、碘密度图、虚拟平扫图等。虚拟单能量图像(图 3-1)相当于单一能量射线成像,40~50 KEV 图像具有良好的软组织密度分辨力且保持较低噪声,可常规用于病灶的检出及观察软组织的细微差异。有效原子序数图(图 3-2)显示的原子序数不同于 CT 值,其特点在于为每个像素加入了物质成分的信息,光谱 CT 的有效原子序数图用色彩量化的方式呈现。碘密度图(图 3-3)为各体素所含碘浓度的分布图,可用于定量分析强化的程度,除使用黑白图像展示外,可以使用碘融合彩色图像,以提升摄碘组织的可视化程度。虚拟平扫对含碘组织进行去碘处理,使其尽可能等于不含碘时的 CT 值,生成类似于常规平扫的图像,从而代替平扫以减少患者接受的辐射剂量。

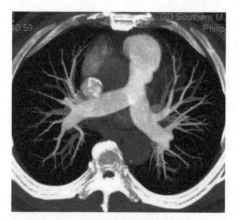

图 3-1 虚拟单能量图像

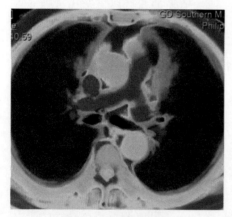

图 3-2 原子序数图

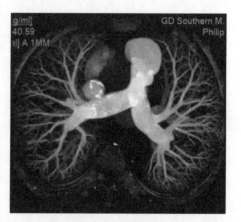

图 3-3 碘密度图

3. 能谱 CT 的优势

能谱 CT 能更好地区分不同的物质,因为它利用了同一物质在不同的能谱条件下成像结果不同的原理。在肺部,能谱 CT 可用于区分碘、空气及软组织,或氙气、空气及软组织,因此,能谱 CT 能更直观地展示肺部血流灌注及通气情况,结合同时获得的高分辨率形态学信息,可对肺部进行更全面的视觉分析与评估。另外,能谱CT可以分离特定的物质并进行定量分析,例如分离及定量分析碘及氙气,则可以得到肺部血流灌注及通气的定量参数。

(二)能谱CT肺灌注成像

1. COPD患者肺部血流改变的病理生理基础

目前认为,在COPD发生的初期,香烟烟雾产物或炎性细胞因子对肺血管内皮细胞产生了损害,导致血管内皮功能障碍,从而促使血管内膜平滑肌细胞增生、弹性蛋白和胶原沉积增加,进而导致血管内膜增厚、动脉管径缩小及动脉扩张性减低,而缺氧会放大这一过程。另外,肺气肿会导致肺部血管床减少。这一系列的病理生理改变导致COPD患者肺部血流灌注减低。

2. 既往肺部血流改变的影像评估方法

既往对肺血流灌注进行评价的影像学方法主要包括放射性核素肺灌注显像、磁共振肺灌注成像、动态增强CT灌注及肺实质灌注成像。

(1)放射性核素肺灌注显像:早期放射性核素肺灌注显像被视为肺灌注评估的金标准,但对肺组织形态结构的变化无法进行有效评估,结合同机CT即SPECT/CT,不仅可以评估COPD患者的肺形态结构改变,还能评价肺部功能,但受放射性物质危害等影响,其在临床上的应用十分受限。

(2)磁共振肺灌注成像:磁共振肺灌注成像是一项无辐射的检查方法,可以早期发现肺血管异常、准确定位肺灌注缺损区、定量评估肺局部血流灌注情况,但该技术在显示肺内精细、复杂的解剖结构方面不如HRCT精确。

(3)动态增强CT灌注成像及肺实质灌注成像:常规CT扫描可进行动态增强CT灌注成像也可以进行肺实质灌注成像,这两个成像方法使用的扫描方式不同。动态增强CT灌注成像指对某一病变或部位进行连续多期扫描,利用首过动力学原理,可真实提供单位组织的血流量(PBF),但这种扫描方式辐射剂量大,对比剂用量多,扫描时间长,且不能得到全肺的灌注图像。肺实质灌注图像是通过平扫蒙片与在肺动脉强化峰值时获得的增强图像进行减影所得,可对肺灌注缺损区进行定位及形态分析,也可根据CT值定量分析全肺或局部肺组织的血流灌注情况。但目前定量分析的参数并不统一,增强CT值及相对增强值均有研究使用,相对增强值的参考标准区域选择及计算公式更是不尽相同。目前的研究大多表明正常对照组与COPD患者的肺部相对增强值具有差异性,不同GOLD分期的COPD患者间有一定差异性但部分相邻分期间差异不显著。此外,许多研究发现,肺的相对增强值与肺功能的部分指标具有一定的相关性。

3. 能谱 CT 肺灌注成像

能谱 CT 肺灌注成像可提供单一时间点碘对比剂的分布信息。如果新鲜输送的血液与一定数量的碘相平衡，能谱 CT 测量的区域碘浓度就反映了该区域的灌注血容量（PBV）。研究发现，能谱 CT 肺灌注成像与动态增强 CT 灌注成像之间有良好的相关性，并认为在一定情况下能谱 CT 肺灌注成像可替代动态增强 CT 灌注对 COPD 患者肺灌注异常区域进行评估。另外，研究发现，与增强 CT 值相比，能谱 CT 测得的碘浓度对肺部血流灌注的差异性更敏感。

（1）COPD 患者能谱 CT 肺灌注图像特点：正常人、肺功能正常的吸烟者及 COPD 患者的能谱 CT 肺灌注图表现不一。正常人双肺实质血流灌注均匀，图像清晰，无灌注缺损及异常低灌注的影像学表现（图 3-4、图 3-5）。部分肺功能正常的吸烟者肺血流灌注可表现出一定的异质性，其中有小叶中央型肺气肿者比没有小叶中央型肺气肿的肺灌注异质性更强。这可能是因为支气管的局部炎症导致局部通气受损，使得局部缺氧时引起反射性血管收缩，将血液分流到通气较好的区域，而局部炎症区域缺乏血流灌注，更易发展成肺气肿。Iyer 等进一步发现，口服 20mg 西地那非后一小时，有小叶中央型肺气肿的肺功能正常的吸烟者 PBV 异质性降低，提示其存在可逆的血管内皮功能障碍。COPD 患者的能谱 CT 肺灌注图像表现为不均匀的血流灌注减低，将肺灌注图与高分辨解剖图匹配可发现，发生肺气肿的部位出现血流灌注缺损或灌注明显减低，不存在肺气肿的区域也可表现为肺灌注减低（图 3-6 至图 3-9）。

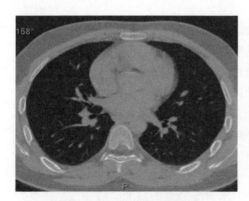
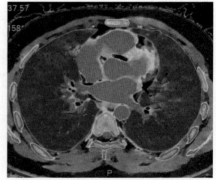

图 3-4　正常人 CT 平扫肺窗　　**图 3-5　正常人能谱 CT 肺灌注图**

注：正常人的常规 CT 平扫窗未见明显肺气肿征象；能谱 CT 肺灌注图显示双肺实质血流灌注均匀，图像清晰，无灌注缺损及异常低灌注区。

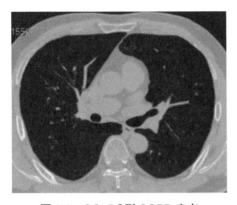

图 3-6　GOLD I 型 COPD 患者
CT 平扫肺窗

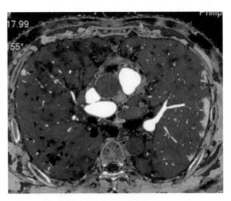

图 3-7　GOLD I 型 COPD 患者
能谱 CT 肺灌注图

注：GOLD I 型 COPD 患者 CT 平扫肺窗见双肺散在小叶中央型肺气肿及胸膜下小叶间隔旁肺气肿；能谱 CT 肺灌注图见双肺实质血流灌注不均匀，肺气肿区表现为血流灌注缺损。

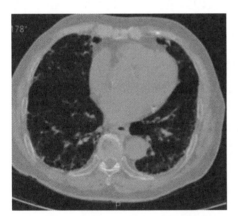

图 3-8　GOLD Ⅳ型 COPD 患者
CT 平扫肺窗

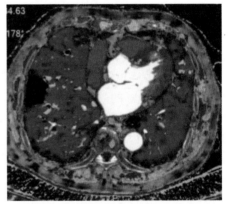

图 3-9　GOLD Ⅳ型 COPD 患者
能谱 CT 肺灌注图

注：GOLD Ⅳ型 COPD 患者 CT 平扫肺窗见双肺肺纹理增粗、紊乱，双肺肺气肿并肺大疱形成；能谱 CT 肺灌注图见双肺实质血流灌注不均匀，肺气肿区及肺大疱区表现为血流灌注缺损。

（2）COPD 患者能谱 CT 肺灌注成像的定量分析：能谱 CT 肺灌注成像技术可以将碘分离出来得到虚拟平扫图（VNC）及碘图。在虚拟平扫图上，可以根据 CT 值得到肺气肿定量参数，在碘图上得出肺灌注的定量参数，这两种参数与肺功能参数之间有显著相关性。LEE 等发现，虚拟平扫图上 –950HU 以下低衰减区的体积分数（LAA950）和预计 1s 用力呼气量（FEV_1）相关（$r=-0.47$），平均 VNC 和 FEV_1 相关（$r=-0.47$）；肺灌注图上 5HU 以下的低碘区体积分数与 LAA950 相关（$r=0.48$），平均碘值与平均 VNC 相关（$r=0.47$）。

Meinel 等发现，全肺 PBV 和预测残气量百分比、FEV$_1$%、一氧化碳弥散量（D$_L$CO）以及目测或定量评估的肺气肿严重程度相关（r=-0.062、0.67、0.80、0.47、-0.46~-0.63）；D$_L$CO 与整体 PBV 的相关性强于 D$_L$CO 与基于形态学的肺气肿严重程度的相关性。

（3）在肺减容术中的应用：能谱 CT 肺灌注成像技术可帮助临床选择切除后有利于 COPD 患者生存的靶叶。1 000 人的肺气肿治疗试验表明，肺减容手术只能提高部分人群的生存率，这部分患者表现出以上叶为主的肺气肿并且在核素扫描上表现为以上叶为主的低灌注。而 PARK 等基于能谱 CT，选择膨胀最过度、灌注最少且相应叶间裂完整的肺叶作为切除的靶叶。相比于核素扫描，能谱 CT 可能更有助于临床医生选择靶叶，因为一次能谱 CT 采集，便能提供实质破坏、通气状态和叶间裂完整性的高分辨率信息以及靶叶的灌注状态。

（4）在肺部手术术前评估中的应用：预测术后 1 秒用力呼气量（FEV$_1$ 后）是肺部手术术前风险分层使用最广泛的参数。放射性核素肺通气 / 灌注显像是使用最广泛的预测术后 FEV$_1$ 的方法，但其空间分辨率低，不能很好地区分每个肺叶，还增加辐射暴露。在几项研究中，定量 CT 和磁共振成像已被用于替代核素显像预测术后 FEV$_1$。Chae 等报道了能谱 CT 结合肺灌注图预测肺切除患者术后肺功能的有效性，并与灌注核素显像进行了比较。以每个肺叶的总碘含量作为肺叶灌注的指标，将残肺碘含量除以全肺碘含量再乘以术前 FEV$_1$ 作为预测术后 FEV$_1$，最后得出结论，能谱 CT 肺灌注预测术后 FEV$_1$ 比核素灌注显像更准确。这可能是能谱 CT 使用高分辨率的常规 CT 成像和完美匹配的肺灌注图，从而精确分割和测量肺叶的血流灌注。因此，COPD 患者肺部手术前可以利用能谱 CT 肺灌注成像进行评估。

（三）能谱 CT 肺通气成像

1. 既往肺部通气改变的影像评估

既往评估肺实质局部的通气状态通常使用放射性核素线显像及超极化气体磁共振成像，但这两种技术同样存在空间分辨率不足等缺陷。通过吸入氙气，常规 CT 也可以用于评估肺部通气概况。因为氙气是一种稳定的、不透 X 线的气体。根据 X 线衰减情况，可以计算不同肺区的氙气浓度。常规 CT 肺通气图的采集方式有两种。一种是通过吸入氙气后的 CT 图减去吸入前的 CT 图得到。但由于两次扫描的屏气量不同，肺的基线衰减情况不同，两次扫描的配准错误及扫描期间可能发生的呼吸运动，让这项技术使用受限。另一种是利用呼吸门控技术，在多次呼吸的同一个点进行扫描，获得氙气的呼入及呼出图，但呼吸门控技术在人体上实现有一定难度。

2. 能谱 CT 肺通气成像

能谱 CT 肺通气成像通过单次屏气扫描便可得到肺通气图。由于氙气及氪气稳定且原子序数高,所以,研究人员常使用它们进行能谱 CT 肺通气成像。根据扫描方式及气体吸入方式的不同,所得肺部通气图代表的意义也不同。如果仅需要了解局部肺区是否有通气,则应进行多次深呼吸,达到所选气体浓度平衡之后进行屏气扫描,但这种方式并不能评估有通气肺区的异质性。如何评估区域通气差异仍是一个值得进一步探索的重要课题。

（1）在 COPD 评估当中的应用:Chae 等研究显示,正常人能谱 CT 氙气肺通气图像通常表现为双肺氙气分布均匀,而 COPD 患者则表现为双肺氙气分布不均匀。Park 等对 32 例 COPD 患者进行了 CT 平扫、双期氙气通气 CT 扫描(包括呼入期和呼出期)及肺功能检查,随后进行了视觉分析及肺功能的结果与各期 CT 参数(肺气肿指数、肺平均密度、氙气参数)的相关性分析。由于氙气是一种自由扩散气体,所以呼入期氙气可出现在正常肺区和流入不受限制的肺气肿区;呼出期氙气则出现在气体排出延迟的区域。视觉分析提示,肺气肿区在呼入期及呼出期表现为等或高密度;小气道病变区在呼入期表现为低密度,呼出期可表现为各种密度。定量分析提示,在呼出期所得的低衰减区的氙气参数与肺功能结果有最强的负相关性。Hachulla 等利用能谱 CT 对 COPD 患者进行了氪气通气成像研究,虽然氪气增强 CT 值低于氙气,但足以检测通气异常。

（2）在肺部手术术前评估中的应用:肺叶切除术患者术后 FEV_1 可通过通气显像和灌注显像进行预测,且预测值和测量值具有良好的全局一致性。YANAGITA 等发现氙气通气图像分析可用于预测术后肺功能,其准确性可与 CT 容积测量相媲美。

（四）能谱 CT 肺通气 / 灌注成像

能谱 CT 肺通气 / 灌注成像可提供肺部区域通气、灌注及通气 - 灌注关系的信息以及高分辨率的肺部解剖信息。但目前能谱 CT 肺通气 / 灌注成像的临床应用研究较少。

肺泡通气血流不匹配是引起 COPD 患者低氧血症的原因。能谱 CT 肺通气 / 灌注成像可以评估肺局部通气及血流灌注的关系。Hwang 等采用能谱 CT 肺通气 / 灌注成像对 COPD 患者进行了评估,研究提示,正常的肺区通常保留了血流灌注和通气,因而通气 - 灌注关系匹配;支气管壁增厚区域,血流灌注正常而通气减少,因而通气 - 灌注不匹配;有肺气肿的区域,并没有发现主要的通气 - 灌注模式。另外,能谱 CT 肺通气 / 灌注成像得出的肺通气、灌注及表示通气 - 灌注关系的定量参数与肺功能结果显著相关。这种成像方式还可用于评估 COPD 患者的药物治疗效果、选择肺减容手术的靶叶等。

综上所述,能谱 CT 是一种强有力的工具,可用于评估 COPD 患者肺灌注及通气情况,并可结合高分辨率 CT 的解剖信息进行更深入评估。能谱 CT 可以更准确地评估 COPD 的严重程度,了解许多未揭示的与肺功能相关的 COPD 病理生理机制。目前,这种方法还未广泛应用于临床,需要进行更多的研究来探讨这些方法在 COPD 诊断和预后方面的价值。随着图像采集协议、后处理技术和扫描仪设计的不断发展,能谱 CT 将在临床和研究中得到更广泛的应用。

第四节　人工智能在慢性阻塞性肺疾病 诊断及疗效评价中的应用

人工智能(artificial intelligence, AI)技术近年来飞速发展,机器通过深度学习从影像中识别出比人眼更精准的图像纹理特征,从而对疾病评估、预测作出更准确的判断。采用计算机辅助诊断技术(computer aided diagnosis, CAD)对医学图像进行处理分析的研究可追溯到 20 世纪 50 年代,研究目的为计算放射治疗中的剂量分布。该技术发展至今,相比于浅层学习,深度学习算法逐渐成为主流,AI 辅助诊断技术也常被用来表示 CAD。

AI 技术在肺部医学影像上的应用逐渐广泛,目前已有较多研究针对如肺结节、肺部肿瘤以及肺结核等疾病实现了自动诊断,为医生提供参考,并且基于 CT 图像还能实现对肺部肿瘤等病灶的定量分析。然而,AI 在慢阻肺诊断与疗效评估上的应用尚处于初步发展阶段,尤其是以胸部 X 线作为对象的研究成果较 CT 图像更少。由于大部分的机器学习是通过先验知识从大量数据中构建相关特征,然后以这些特征为样本去训练模型,因此,机器学习的准确度很大程度上依赖于影像数据量以及医生的标注质量。对于慢阻肺而言,一方面比肺结节、肺结核等疾病胸部 X 线图像总量少,同时,由于存在慢阻肺合并其他疾病的情况,如慢阻肺合并支气管哮喘,使得具体到慢阻肺的胸部 X 线更少,因此,能获得的数据量难以满足深度学习的需求。另一方面,引发慢阻肺的病因较多,其 X 线征象多样,医院或因为历史数据整理保存不当,导致积累的影像数据缺乏临床确诊依据,在无金标准的条件下,专家也无法仅通过胸部 X 线作出判断,得出高质量的数据标记结果,如果选择多名专家共同标注的方式,虽然在一定程度上能减少标记误差,但由此产生的经济及时间成本是巨大的。

由于上述问题,目前基于深度学习的慢阻肺胸部 X 线分析的相关研究较为缺乏,但随着人工智能技术的发展,更多研究者会逐渐关注其在医学影像领域的潜力,多临床中心的胸部 X 线数据将被挖掘,打破纵列数据收集面临的困境,医工结合模式也将推动人工智能技术在慢阻肺胸部 X 线辅助诊断上的发展。本节主要介绍人工智能技术在慢阻肺 CT 图像分析上的应用,以及基于深度学习方法和医疗大数据构建慢阻肺预测模型的相关研究进展。

(一)人工智能在慢阻肺病灶识别及定量分析中的应用

AI 在慢阻肺病灶识别及定量化诊断方面,采用的技术路线主要包括:①慢阻肺图像数据库的采集;②肺部区域分割、病灶分割以及特征提取。CT 图像的基本入库标准为具备金标准以及包含完整肺部的序列,无明显的图像伪影与噪声。由于 CT 扫描图像具有 CT 值,因此,在分割方法上不同于胸部 X 线图像,以 CT 图像为研究对象时,研究可以基于 CT 值进行分割评估,而以胸部 X 线为研究对象时,就必须先让专业医生完成病灶标记然后进行分割,而这也是人工智能技术在 CT 上应用更广泛的重要原因。从广义上来说,现有的基于肺部 CT 图像进行分割评估的研究可大致分为两种:基于 CT 值的分割评估和基于纹理的分割评估。基于 CT 值的分割方法主要利用肺部区域像素 CT 值的频率分布,在直方图上将 CT 值低于设定阈值范围内的像素区域相对肺面积或肺体积的比例计算出来,然后基于比例值进行分割。该方法的缺点是不能区分多种病灶同时出现的情况。基于纹理的分割方法通常是计算一些特征量如统计特征、共生矩阵特征、游程编码特征、小波变换特征、分形特征和马尔可夫随机场等,这些特征量可用于描述 CT 图像像素的变化,然后使用贝叶斯分类器、支持向量机以及神经网络等机器学习方法来训练样本得到自动分类器。由于人体的解剖组织结构和形状复杂,个体差异较大,且病灶区域在正常肺部组织中的特异性较差,基于这些问题,应研究多种分割组合的使用方法。

具体来说,对慢阻肺病灶进行识别时,首先应将 CT 图像的 DICOM 格式转换成常用图片格式,之后分割出肺部区域,由于肺部区域灰度值较低,颜色较黑,因此通过图像的二值化提取出肺部区域,然后设置感兴趣区域(region of interest, ROI)将图像中不相关的背景区域去除,通过一些腐蚀和膨胀的形态处理、均值滤波处理提取出完整的肺部轮廓。在分离出肺部区域的前提下,根据慢阻肺磨玻璃以及蜂窝状病灶的病理学基础和影像学特征,采用马尔可夫随机场模型或支持向量机等算法完成病灶的分割。完成肺区和病灶分割后进行特征提取和神经网络训练,病灶区域作为正例训练,其他区域作为反例训练,不断迭代使网络达到最优,最终实现对慢阻肺病灶的自动识别。在慢阻肺定量分析方面,研究一般以病灶的面积比与体积比作为影像标志物,分别代表定量化诊断在二维和三维层面上的分析。基于训练好的网络能够准确分割提取出病灶区域,再根据 CT 扫描序列的切片层,则可以计算肺部区域像素个数的总和以及病灶区域像素个数的总和,最后计算出肺部病变区域体积与整个肺部区域体积的比值以及病灶区域占肺叶面积的比值。

具体应用上,目前一些研究者进行了相关技术的结果探讨,如李梭从包含 302 张切片的 CT 序列中选取含有 COPD 病灶的主切层来评估 AI 模型的分割效果,通过将算法得到的病灶区域与医生手工分割结果进行比较,然后基于像素点个数计算出敏感性、特异性和准确率,结果显示算法的敏感性为 85.17%,特异性为 95.41%,准确率为 94.07%。Lisa Y W 等基于 CT 图像分别训练了 3 个网络模型用于实现对 COPD 的自动检测,结果显示性能最佳的网络其 ROC 曲线下面积(area under the ROC curve, AUC)为 0.889,准确度在临床可接受范围内。此外,该研究还发现了一种除 COPD 病灶面积比与体积比以外的影像标志物——气管形状的变化。因为训练后的 AI 模型能够捕获某些图案类似于血管和增厚支气管壁的特征,所以在进行分类时,模型可根据观察到的气管边缘、肋骨、血管和支气管壁等部位的变化进行判断。随着成像技术的发展,影像诊断学已经从形态学诊断向功能型诊断、定量化诊断发展,人工智能技术将在这种转变中扮演重要角色。

（二）基于体素的定量检测用于区分空气潴留与肺气肿

小气道疾病是慢阻肺、哮喘等阻塞性气道疾病早期发展的病理生理基础,但通常因为缺乏小气道异常早期诊断的标准方法而错过干预时机,使其发展成慢阻肺。空气潴留是小气道疾病的早期病理变化,指气道阻塞时,远端肺内有气体潴留,在呼气末 CT 上表现为肺体积不缩小,因此无法与肺气肿进行准确区分。肺气肿作为慢阻肺的主要表现,如果将空气潴留诊断为肺气肿,就会错过干预时机。临床诊断通常采用 FEV_1%、FEV_1/FVC、肺一氧化碳弥散量等指标来测试肺功能障碍,但通常只有小气道阻塞达到约 75% 才能获得有效检测,因此很容易造成漏诊和误诊。为了提高小气道疾病的早期诊断率,有研究表明采用 B 样条结合仿射变换配准算法对吸、呼双气相 CT 图像进行配准和分析以达到区分空气潴留和肺气肿的目的。研究方法包括:①双气相下 CT 图像肺区分割;②采用 B 样条结合仿射变换配准算法对双气相图像进行配准;③根据 CT 值将体素分为 3 类:空气潴留(吸气相≥-950HU 且呼气相 <-856HU)、肺气肿(吸气相 <-950HU 且呼气相 <-856HU)和正常(吸气相≥-950HU 且呼气相≥-856HU),然后分别计算空气潴留百分比和肺气肿百分比。针对空气潴留区采取保守治疗促使其恢复,肺气肿区由于不可逆则进行减容手术干预。空气潴留与肺气肿的准确区分有助于慢阻肺治疗方案的选择。金晨望等将该方法与常规阈值法进行比较,结果显示,体素法所测定的空气潴留百分比、肺气肿百分比与 FEV%、FEV/FVC 的相关性高于阈值

法,利用该方法还可将肺功能损伤程度近似的 COPD 患者细分为小气道病变为主、肺气肿为主和混合型 3 种。

　　体素法通过将吸、呼气双气相图像进行分割配准,全肺被分为 3 个区域:正常(图 3-10①,绿色标注)、空气潴留(图 3-10②,黄色标注)和肺气肿(图 3-10③,红色标注)。肺功能检查损伤程度类似的 COPD 患者,最终被分为肺气肿为主(图 3-10④)、混合型(图 3-10⑤)和小气道损伤为主(图 3-10⑥)3 种。

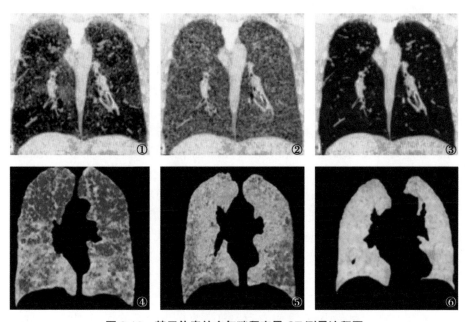

图 3-10　基于体素的空气潴留定量 CT 测量流程图

资料来源:金晨望,梁志冉,段海峰,等 . 基于体素的空气潴留定量测量方法的建立及初步临床应用[J].
中华放射学杂志, 2019, 53(1): 21-25.

　　上述研究采用的 B 样条结合仿射变换配准算法属于医学图像配准方法的范畴,由于人体组织器官形态多样,配准结果容易产生较大误差,因此,选用仿射变换作为全局配准的粗配准,B 样条形变作为局部配准的精确配准。医学图像配准方法能够帮助医生识别患者不同时间序列影像的微小差异,在手术计划的制定、病灶变化的跟踪治疗及评估等方面发挥巨大作用,因此,将人工智能技术与图像配准方法相结合具有重要的临床意义。患者在拍片过程中由于呼吸、脏器蠕动以及体位变化会导致病灶区域发生偏移,为了最大限度降低这些误差,需要将医学图像(浮动图像)进行一系列空间变换,使其与另一张医学图像(固定图像)上的对应点达到空间上的一致,即人体上的同一解剖点在两张匹配图像上有相同的空间位置,最终配准结果显示出的差异则可以反映患者病灶变化的真实情况。图像配准算法大致包含4个步骤:①特征提取,计算机自动检测图像中的不变特征,如边缘、轮廓、角点等;②特征匹配,一般通过相似性度量建立所提取的特征之间的对应关系;③变化模型估计,根据浮动图像与固定图像间的几何形变情况选择能使两张图像达到最大相似度的几何变换模型,如全局映射或局部映射模型;④坐标变换与插值,将浮动图像作对应的参数变换,使它与固定图像处于相同的坐标系中。

(三)基于医疗大数据的人工智能技术用于构建慢阻肺分类预测模型

人工智能在慢阻肺诊断及疗效评价中的应用,除了体现在病灶识别与定量评估两方面,更多的是基于医疗大数据构建深度学习算法模型,分析临床特征、肺功能测试结果与影像数据之间的关联,为慢阻肺的鉴别诊断、临床评估治疗提供参考。深度学习方法作为一种结构复杂的非线性特征提取器,能够发现高维度数据结构之间潜在的代表性特征,通过对多维度向量进行压缩提炼进而发现高维数据潜在的相关性,从而构建慢阻肺分类预测模型。在实施层面,第一步完成数据清洗、标准化、数字化、代码化等预处理,纳入的数据项包括人口学信息、临床评估量表、病史、电子病历、检验结果、医学影像、体格检查、随访等。然后采用深度学习方法构建含有多隐层的机器学习架构模型,通过对大规模数据进行训练,得到大量更具代表性的特征信息,随后对原始信号进行逐层特征变换,将样本在原空间的特征表示变换到新的特征空间,自动学习得到层次化的特征表示,并将无监督与监督相结合进行训练,实现两种方法优势互补,解决多层神经网络很难训练达到最优的问题。

在模型建立过程中,很多机器学习算法容易受到无关、冗余特征的影响,为了提高模型对疾病分类的准确性,研究中会先采用 Fisher 评分法对特征进行选择以减少后续运算的复杂度和训练样本的需求量。Fisher 分类器算法的原理是根据数据点的分布特征得出 Fisher 评分(Fisher score, F-score)。某一特征的 F-score 越高,表明其数据分布具有异类数据点,分布越分散,F-score 越低表明同类数据点分布越聚集。因此,根据 F-score 值的大小就能对所有的输入特征进行排序。在此过程中阈值的选择十分关键,直接决定了特征选择的效果,因此,需要从大到小设置一组阈值,根据特征对分类结果的敏感程度分为不同的特征子集,从而确定最高准确率下的最优阈值。完成特征选择后采用深度学习算法对筛选出的特征进行非线性分析,深度信念网络(deep belief network, DBN)是在特征分析过程中一种比较常用的方法,作为多隐层的机器学习架构模型,DBN 的最底层是数据向量,每一个神经元代表输入数据向量的一个维度,最顶层是特征向量,表示最终的输出特征。DBN 方法的训练过程体现了无监督和有监督算法联合运算的特点，训练所得的模型兼具无监督学习与有监督学习的优点，因此能够获得更高的判断准确率。

应俊等通过建立基于深度学习的分类预测模型对慢阻肺的危重程度进行自动分类与测试，结果显示，模型能够有效区分 90% 以上 COPD 患者的危重分类问题。许飞飞等采用基于医疗大数据的深度学习算法构建了慢阻肺与哮喘 - 慢阻肺的鉴别诊断模型，结果显示深度信念网络模型对两者的分类准确率分别为 85.28% 和 93.56%，灵敏度分别为 89.73% 和 95.21%，特异度分别为 74.10% 和 89.29%。Dimitris 等采用机器学习方法诊断哮喘和慢阻肺，对 132 个样本进行经验肺病学研究以确定有助于诊断这些疾病的主要因素，机器学习结果显示，随机森林分类算法对慢阻肺的分类准确率为 97.7%，对哮喘的分类准确率为 80.3%。

通过深度学习算法将临床诊疗的思维过程模型化、工程化符合人工智能的发展方向，也是人工智能在医疗大数据领域的研究热点。目前基于深度学习方法和医疗大数据的研究已经能够对慢阻肺的严重等级进行分类，并将慢阻肺与某些慢阻肺合并其他疾病的情况进行区分，但将这些研究成果进行产品转化的成功案例较少。2019 年相关医疗科技公司开发出了基于医疗大数据对肺健康进行管理的应用软件，该软件利用人工智能技术在内部搭载了肺部健康评分、胸部 X 线健康图表、疾病风险分析等功能模块，兼容了慢阻肺相关胸部 X 线病灶特征。其以测试者的年龄、性别、胸部 X 线影像组学特征、身高及体重等指标为基础，结合肺年龄和实际年龄的差值分析，从一定程度上能反映肺功能的损害程度，进行肺部面积计算、肺纹理分析以及胸部相关疾病风险的预测等。人工智能技术在慢阻肺诊断及疗效评价中的应用面临机遇与挑战并存的局面，尽管其无法取代医生在慢阻肺等呼吸系统疾病诊断与治疗中的决策地位，但未来也终将成为医生的得力助手。

参考文献

［1］潘子涵,迟春花,郑家强. 基层医疗机构慢性阻塞性肺疾病筛查方法研究现状［J］.中国全科医学,2020,23（3）:257-266.

［2］PRICE D B, TINKELMAN D G, HALBERT R J, et al. Symptom-based questionnaire for identifying COPD in smokers［J］. Respiration, 2006, 73（3）: 285-295.

［3］PRICE D B, TINKELMAN D G, NORDYKE R J, et al. Scoring system and clinical application of COPD diagnostic questionnaires［J］. Chest, 2006, 129（6）: 1531-1539.

［4］MARTINEZ F J, RACZEK A E, SEIFER F D, et al. Development and initial validation of a self-scored COPD Population Screener Questionnaire（COPD-PS）［J］. COPD, 2008, 5（2）: 85-95.

［5］ZHOU Y M, CHEN S Y, TIAN J, et al. Development and validation of a chronic obstructive pulmonary disease screening questionnaire in China［J］. Int J Tuberc Lung Dis, 2013, 17（12）: 1645-1651.

［6］MARTINEZ F J, MANNINO D, LEIDY N K, et al. A New Approach for Identifying Patients with Undiagnosed Chronic Obstructive Pulmonary Disease［J］. Am J Respir Crit Care Med, 2017, 195（6）: 748-756.

［7］YAWN B P, MAPEL D W, MANNINO D M, et al. Development of the Lung Function Questionnaire（LFQ）to identify airflow obstruction［J］. Int J Chron Obstruct Pulmon Dis, 2010, 5（1）: 1-10.

［8］中华医学会呼吸病学分会慢性阻塞性肺疾病学组. 慢性阻塞性肺疾病诊治指南［J］. 中华内科杂志, 2002, 25（8）: 640-646.

［9］郑劲平. 肺功能检查临床意义和诊断思路［J］. 中国实用内科杂志, 2012, 32（8）: 569-574.

［10］ZHOU Y, ZHONG N S, LI X, et al. Tiotropium in Early-Stage Chronic Obstructive Pulmonary Disease［J］. N Engl J Med, 2017, 377（10）: 923-935.

［11］AGUSTI A, CALVERLEY P M, CELLI B, et al. Characterisation of COPD heterogeneity in the ECLIPSE cohort［J］. Respir Res, 2010, 11（1）: 122.

［12］SUTHERLAND E R, CHERNIACK R M. Management of chronic obstructive pulmonary disease［J］. N Engl J Med, 2004, 350（26）: 2689-2697.

［13］ALBERS M, SCHERMER T, MOLEMA J, et al. Do family physicians' records fit guideline diagnosed COPD？［J］. Fam Pract, 2009（26）: 81-87.

［14］WANG C, XU J, YANG L, et al. Prevalence and risk factors of chronic obstructive pulmonary disease in China（the China Pulmonary Health［CPH］study）: a national cross-sectional study［J］. Lancet, 2018, 391（10131）: 1706-1717.

［15］FANG L, GAO P, BAO H, et al. Chronic obstructive pulmonary disease in China: a nationwide prevalence study［J］. Lancet Respir Med, 2018, 6（6）: 421-430.

［16］HANSEN E C, WALTERS J, BAKER R W. Explaining chronic obstructive pulmonary disease（COPD）: perceptions of the role played by smoking［J］. Sociol Health Illn, 2007（29）: 730-749.

［17］WALTERS J A, HANSEN E, MUDGE P, et al. Barriers to the use of spirometry in general practice［J］. Aust Fam Physician, 2005（34）: 201-203.

［18］BHATT S P, SCHWARTZ J E, OELSNER E C. FEV1: FVC Thresholds for Defining Chronic Obstructive Pulmonary Disease-Reply［J］. JAMA, 2019, 322（16）: 1611-1612.

［19］AARON S D, TAN W C, BOURBEAU J, et al. Diagnostic Instability and Reversals of Chronic Obstructive Pulmonary Disease Diagnosis in Individuals with Mild to Moderate Airflow Obstruction［J］. American Journal of Respiratory & Critical Care Medicine, 2017, 196（3）: 306.

［20］VOGELMEIER C F, CRINER G J, MARTINEZ F J, et al. Global Strategy for the Diagnosis, Management, and Prevention of Chronic Obstructive Lung Disease 2017

Report. GOLD Executive Summary[J]. American Journal of Respiratory & Critical Care Medicine, 2017, 195(5): 557-582.

[21] 中华医学会,中华医学会杂志社,中华医学会全科医学分会,等. 慢性阻塞性肺疾病基层诊疗指南(2018年)[J]. 中华全科医师杂志, 2018, 17(11): 856-870.

[22] HURST J R, VESTBO J, ANZUETO A, et al. Susceptibility to exacerbation in chronic obstructive pulmonary disease[J]. N Engl J Med, 2010, 363(12): 1128-1138.

[23] ABBASI I N, AHSAN A, NAFEES A A. Correlation of respiratory symptoms and spirometric lung patterns in a rural community setting, Sindh, Pakistan: a cross sectional survey[J]. BMC Pulm Med, 2012(12): 81.

[24] TASHKIN D P, PEARLE J, IEZZONI D, et al. Formoterol and tiotropium compared with tiotropium alone for treatment of COPD[J]. COPD, 2009, 6(1): 17-25.

[25] HORITA N, NAGASHIMA A, KANEKO T. Long-Acting beta-Agonists(LABA)Combined With Long-Acting Muscarinic Antagonists or LABA Combined With Inhaled Corticosteroids for Patients With Stable COPD[J]. JAMA, 2017, 318(13): 1274-1275.

[26] SINGH D, PAPI A, CORRADI M, et al. Single inhaler triple therapy versus inhaled corticosteroid plus long-acting beta2-agonist therapy for chronic obstructive pulmonary disease(TRILOGY): a double-blind, parallel group, randomised controlled trial[J]. Lancet, 2016, 388(10048): 963-973.

[27] GARY K F, FERNANDO J M, LEONARDO M F, et al. Triple therapy with budesonide/glycopyrrolate/formoterol fumarate with co-suspension delivery technology versus dual therapies in chronic obstructive pulmonary disease(KRONOS): a double-blind, parallel-group, multicentre, phase 3 randomised controlled trial[J]. Lancet Respir Med, 2018, 6(10): 1274-1275.

[28] PRATS E, TEJERO E, PARDO P, et al. Prognostic Value of the Six-Second Spirometry in Patients with Chronic Obstructive Pulmonary Disease: A Cohort Study[J]. PLOS ONE, 2015, 10(10): e0140855.

[29] JING J Y, HUANG T C, CUI W, et al. Should FEV1/FEV6 replace FEV1/FVC ratio to detect airway obstruction? A meta analysis.[J]. Chest, 2009, 135(4): 991-998.

[30] FERGUSON G T, FERGUSON P L, BUIST A S, et al. Office spirometry for lung health assessment in adults: a consensus statement from the National Lung Health Education Program[J]. Respir Care, 2000, 45(5): 513-530.

[31] 诸国坤,朱惠莉. FEV1/FEV6、FEV3/FVC 用于筛检慢性阻塞性肺疾病的意义[J]. 国际呼吸杂志, 2018, 38(5): 370-373.

[32] 王小燕,夏国光,戴丽,等. 使用便携式肺功能仪对烟草暴露人群筛查 COPD 的应用价值[J]. 国际呼吸杂志, 2018, 38(18): 1381-1385.

[33] VANDEVOORDE J, VERBANCK S, SCHUERMANS D, et al. FEV1/FEV6 and FEV6 as an alternative for FEV1/FVC and FVC in the spirometric detection of airway obstruction and restriction[J]. Chest, 2005, 127(5): 1560-1564.

[34] GUIRGUIS-BLAKE J M, SENGER C A, WEBBER E M, et al. Screening for chronic

obstructive pulmonary disease: evidence report and systematic review for the us preventive services task force[J]. JAMA, 2016, 315(13): 1378-1393.

[35] ENRIGHT P L, BECK K C, SHERRILL D L. Repeatability of Spirometry in 18,000 Adult Patients[J]. Am J Respir Crit Care Med, 2004(169): 235-238.

[36] YAWN B P, ENRIGHT P L, LEMANSKE R F, et al. Spirometry can be done in family physicians' offices and alters clinical decisions in management of asthma and COPD[J]. Chest, 2007, 132(4): 1162-1168.

[37] REPRESAS-REPRESAS C, FERNÁNDEZ-VILLAR A, RUANO-RAVIÑA A, et al. Screening for Chronic Obstructive Pulmonary Disease: Validity and Reliability of a Portable Device in Non-Specialized Healthcare Settings[J]. Plos One, 2016, 11(1): e0145571.

[38] HAROON S, JORDAN R, TAKWOINGI Y, et al. Diagnostic accuracy of screening tests for COPD: a systematic review and meta-analysis[J]. BMJ Open, 2015, 5(10): e008133.

[39] CHUNG K S, JUNG J Y, PARK M S, et al. Cut-off value of FEV1/FEV6 as a surrogate for FEV1/FVC for detecting airway obstruction in a Korean population[J]. International Journal of Chronic Obstructive Pulmonary Disease, 2016, 11(1): 1957-1963.

[40] KIM J K, LEE C M, PARK J Y, et al. Active case finding strategy for chronic obstructive pulmonary disease with handheld spirometry[J]. Medicine, 2016, 95(50): e5683.

[41] BHATT S P, KIM Y I, WELLS J M, et al. FEV 1/FEV 6 to Diagnose Airflow Obstruction. Comparisons with Computed Tomography and Morbidity Indices[J]. Annals of the American Thoracic Society, 2014, 11(3): 335-341.

[42] FRITH P, CROCKETT A, BEILBY J, et al. Simplified COPD screening: validation of the PiKo-6 in primary care[J]. Prim Care Respir J, 2011(20): 190-198.

[43] SICHLETIDIS L, SPYRATOS D, PAPAIOANNOU M, et al. A combination of the IPAG questionnaire and PiKo-6(R) flow meter is a valuable screening tool for COPD in the primary care setting[J]. Prim Care Respir J, 2011(20): 184-189.

[44] CRISTINA R R, MARIBEL B R, VIRGINIA L F, et al. Assessment of the portable COPD-6 device for detecting obstructive airway diseases[J]. Archivos De Bronconeumología, 2010, 46(8): 426-432.

[45] THORN J, TILLING B, LISSPERS K, et al. Improved prediction of COPD in at-risk patients using lung function pre-screening in primary care: a real-life study and cost-effectiveness analysis[J]. Primary Care Respiratory Journal, 2012, 21(2): 159.

[46] MIRAVITLLES M, LLOR C, CALVO E, et al. Validation of the Spanish version of the Chronic Obstructive Pulmonary Disease-Population Screener(COPD-PS). Its usefulness and that of FEV_1/FEV_6 for the diagnosis of COPD[J]. Medicina Clínica, 2012, 139(12): 522-530.

[47] 沈冰晓,陶红艳,万毅新. FEV3/FVC 判断气道阻塞的作用[J]. 国际呼吸杂志, 2015, 35(13): 3.

[48] ZELTER, MARC. The Return of FEV3[J]. Chest, 2013, 144(4): 1089-1091.

[49] 徐晓雯,单锡峥,严军,等. FEV3/FVC 下降与早期气流受限的关系[J]. 同济大学学

报（医学版），2017，06（v38）：77-81.

[50] LAM C, FONG D, YU W, et al. FEV3, FEV6 and their derivatives for detecting airflow obstruction in adult Chinese［J］. Int J Tuberc Lung Dis, 2012, 16（5）: 681-686.

[51] MORRIS Z Q, COZ A, STAROSTA D. An Isolated Reduction of the FEV3/FVC Ratio is an Indicator of Mild Lung Injury［J］. Chest, 2013, 144（4）: 1117-1123.

[52] THORAT Y T, SALVI S S, KODGULE R R. Peak flow meter with a questionnaire and mini-spirometer to help detect asthma and COPD in real-life clinical practice: a cross-sectional study［J］. NPJ Prim Care Respir Med, 2017, 27（1）: 32

[53] JACKSON H, HUBBARD R. Detecting chronic obstructive pulmonary disease using peak flow rate: cross sectional survey［J］. BMJ, 2003, 327（7416）: 653-654.

[54] 刘亚男, 许文兵, 孟淑珍, 等. 探究峰流速仪呼气峰流速检测对慢性阻塞性肺疾病的筛查效力［J］. 中国呼吸与危重监护杂志, 2015, 14（3）: 250-254.

[55] 张保朋, 王道清, 程留慧. 慢阻肺气肿患者肺通气功能的 CT 评价［J］. 中国 CT 和 MRI 杂志, 2017, 15（8）: 59-61.

[56] 张攀, 于化鹏, 樊慧珍, 等. 高分辨率 CT 肺气肿定量与慢性阻塞性肺疾病严重程度的相关性［J］. 实用医学杂志, 2016, 32（13）: 2187-2190.

[57] 王强, 罗勇, 李君. 慢性阻塞性肺疾病患者胸部高分辨率计算机断层成像肺气肿定量指标、气道管壁定量指标与肺功能的相关性研究［J］. 上海医学, 2020, 43（12）: 734-739.

[58] 中华放射学杂志双层探测器光谱 CT 临床应用协作组. 双层探测器光谱 CT 临床应用中国专家共识（第一版）［J］. 中华放射学杂志, 2020, 54（7）: 9.

[59] BLANCO I L. Pulmonary vasculature in COPD: The silent component［J］. RESPIROLOGY, 2016, 21（6）: 984-994.

[60] 周汝明, 闫冀焕. 不同区域肺灌注能谱 CT 碘基物质含量及 CT 值对比研究［J］. 河北医药, 2015, 37（24）: 3779-3780.

[61] HWANG H J, HOFFMAN E A, LEE C H, et al. The role of dual-energy computed tomography in the assessment of pulmonary funCTion［J］. Eur J Radiol, 2017（86）: 320-334.

[62] ARDILA D, KIRALY A P, BHARADWAJ S, et al. End-to-end lung cancer screening with three-dimensional deep learning on low-dose chest computed tomography［J］. Nat Med, 2019, 25（6）: 954-961.

[63] LURE F Y M, JAEGER S, ANTANI S. Automated systems for microscopic and radiographic tuberculosis screening［J］. Electronic Journal of Emerging Infectious Diseases, 2017, 2（1）: 5.

[64] ZHANG K, LIU X H, SHEN J, et al. Clinically Applicable AI System for Accurate Diagnosis, Quantitative Measurements, and Prognosis of COVID-19 Pneumonia Using Computed Tomography［J］. Cell, 2020, 181（5）: 1423-1433.

[65] 许飞飞, 应俊, 宋亚男, 等. 基于深度学习的慢性阻塞性肺病与哮喘 - 慢性阻塞性肺疾病重叠分类［J］. 中华医学图书情报杂志, 2019（2）: 45-49.

［66］李梭.肺部 CT 影像慢阻肺病灶三维定量化分析研究［D］.上海：中国科学院（上海技术物理研究所），2014.

［67］LISA Y W T, HARVEY O C, STEPHEN L, et al. Towards large-scale case-finding: training and validation of residual networks for detection of chronic obstructive pulmonary disease using low-dose CT-ScienceDirect［J］. The Lancet Digital Health, 2020, 2（5）: e259-e267.

［68］金晨望,梁志冉,段海峰,等.基于体素的空气潴留定量测量方法的建立及初步临床应用［J］.中华放射学杂志,2019,53（1）:21-25.

［69］应俊,杨策源,李全政,等.基于深度学习方法的慢性阻塞性肺疾病危重度分类研究［J］.生物医学工程学杂志,2017,34（6）:842-849.

［70］SPATHIS D, VLAMOS P. Diagnosing asthma and chronic obstructive pulmonary disease with machine learning［J］. Health informatics journal, 2017, 25（3）: 811-827.

（陈 蓉 陆普选 刘远明 季乐财 陈继红）

第四章

慢性阻塞性肺疾病流行病学调查策略与实施

慢阻肺已成为严重威胁我国居民身体健康的重要疾病,2014年被纳入中国居民慢性病与营养监测体系,开展慢阻肺流行病学调查及动态监测,可掌握地区慢阻肺及其相关影响因素的流行状况及变化趋势,为制定慢阻肺防控措施提供科学依据。为全面掌握深圳市居民慢阻肺患病及相关因素流行状况,2018年9月—2019年6月,深圳市慢性病防治中心组织开展全市40岁及以上常住居民慢阻肺流行病学调查工作,本章以此项基线调查为示例进行慢阻肺流行病学调查策略与实施方案解读。

第一节 慢性阻塞性肺疾病流行病学
调查技术方案设计与制定

慢阻肺已成为威胁人类健康的重要公共卫生问题之一。近年来,我国慢阻肺患病率不断增高,2002—2004年北京、上海、广东、辽宁、天津、重庆和陕西7个省(直辖市)的慢阻肺流行病学调查显示,40岁及以上人群慢阻肺患病率为8.2%;2015年《中国居民营养与慢性病报告》提示40岁以上人群慢阻肺患病率达9.9%。在慢阻肺患病率不断升高的背景下,我国慢阻肺的诊断却严重不足,全国慢阻肺患者仅6.5%进行过肺功能检查,临床上患者被发现率不足10%;广东地区的资料显示40岁以上人群仅3.7%曾经接受过肺功能检查。中国疾病预防控制中心慢性病预防控制中心在2004年、2007年和2010年开展了3次我国常住居民慢性病及危险因素调查,但由于肺功能检查数据的缺失,导致调查结果不能准确、动态、连续地反映我国慢阻肺患病情况以及相关危险因素的流行情况。为了解我国慢阻肺患病情况以及相关影响因素的流行和变化趋势,2014年慢阻肺被纳入中国居民慢性病与营养监测体系,作为中央补助地方公共卫生专项中慢性病防控项目的一项重要内容。

本节以2018—2019年深圳市慢性病防治中心组织开展的深圳市慢阻肺流行病学基线调查为示例进行慢阻肺流行病学调查技术方案解读。本次流行病学调查是深圳市首次大范围的慢阻肺现场流行病学调查,深圳全市10个行政区全面铺开,以了解深圳市慢阻肺患病水平及相关因素的流行现状,从而解决深圳市长久以来缺乏相关调查数据的问题,为今后制定深圳市慢阻肺防控策略和措施提供基础数据及科学依据。为按时保质完成任务,参考中国疾病预防控制中心《中国慢性阻塞性肺疾病调查工作手册》相关内容,特制定与设计本流行病学调查技术方案。

一、目标

(一)总目标

全面掌握深圳市40岁及以上居民慢阻肺患病情况及其危险因素的流行现状(相关信息),为深圳市制定慢阻肺防控策略和措施、确立防控工作侧重点提供科学依据;同时提高各区慢性病防控专业技术人员的业务能力,建立一支业务素质高、技术能力强的慢阻肺防控队伍,为今后慢阻肺防控工作打下基础。

(二)具体目标

1. 掌握深圳市40岁及以上人群慢阻肺的患病率及其相关危险因素的分布特点。

2. 为制定深圳市慢阻肺防控策略和措施,评估相关卫生政策及慢性病防控项目效果提供科学依据和基础数据。

二、调查对象及抽样方法

(一)调查对象

1. **纳入标准** 调查对象为调查前12个月在调查点地区居住6个月以上,且年龄≥40岁的中国籍居民。

2. **排除标准**

(1)精神疾患或认知障碍(包括精神异常、认知障碍、耳目失聪等)者。

(2)肺部及其他部位肿瘤患者。

(3)行动不便、截瘫患者。

(4)心脏病、严重高血压患者。

(5)其他不能配合完成流行病学调查者。

(二)样本量确定

为保证调查结果的区级代表性,兼顾经济有效原则以及抽样方案的可操作性。经济发展状况、人口年龄和性别构成应尽可能与全人群一致。

样本量计算方法如下:

样本量的计算公式采用 $N = deff \dfrac{u_\alpha^2 p(1-p)}{d^2}$

置信水平 α 取 95%（双侧），相应的 u=1.96；

概率 p 根据深圳市光明区居民慢阻肺患病率估计取 9.4%；

设计效率 $deff$ 取值为 2；

允许误差 r=20%，d=20%×9.4%；

根据以上参数取值，计算得到需调查约 1 852 人。

按男性和女性分为两层，同时考虑无应答率为 15%，计算得到最小样本量约为 4 260 人。

（三）抽样方法与样本分配

本次调查采用多阶段分层整群随机抽样方法，根据深圳市各行政区人口规模与管辖街道数量成比例随机抽取相应数量的街道，然后按各街道 2017 年 35 岁以上常住人口数量成比例随机抽取相应数量的社区，全市共抽取 15 个街道、40 个社区，在每个被抽中的社区中随机抽取≤120 户有 40 岁及以上居民户，采用 KISH 表法在每户居民中随机抽取 1 名 40 岁以上常住居民进行调查，全市计划调查人数为 4 260 人。各区样本量分配见表 4-1。

表 4-1　各行政区样本数量分配表

行政区	街道/个	社区/个	35 岁以上常住人口数/人	调查街道数/个	调查社区数/个	调查人数/人
福田区	10	115	361 480	2	5	498
罗湖区	10	115	282 436	2	4	389
盐田区	4	23	78 190	1	1	108
南山区	8	105	403 247	2	5	555
宝安区	10	140	848 128	2	10	1 168
龙岗区	11	119	602 806	2	7	830
龙华区	6	101	191 538	1	3	263
坪山区	6	30	83 006	1	1	114
光明区	6	28	192 835	1	3	265
大鹏新区	3	25	50 875	1	1	70
合计	74	801	3 094 541	15	40	4 260

（四）抽样实施过程

由深圳市慢性病防治中心在区级慢性病防治机构配合下完成。深圳市慢性病防治中心负责抽取街道和社区，并将样本名单反馈给区级慢性病防治机构。区级慢性病防治机构根据反馈的第一阶段抽样名单，收集居民名单及其居民户数和常住人口数(过去12个月在本地居住累计6个月以上,但不包括单位集体户),并经社区核实去除无人居住户后,将住户名单上报深圳市慢性病防治中心。深圳市慢性病防治中心根据"调查户名单",为每一个调查户随机分配KISH表号码,将结果反馈给区级慢性病防治机构。

(五)居民户的置换

现场调查过程中,由于各种原因导致抽取的居民户不符合条件或无法调查到调查对象,需要对居民户进行置换。置换应按照居住就近原则,选取同一居民小组中与调查户家庭结构(性别、年龄、人数)相似的一户进行置换。要求置换的百分比一般不能超过15%。需注意,置换是直接置换居民户,而非在原有家庭换另一名调查对象;置换户后,新入选的调查对象仍按照调查对象确定原则执行,置换户采用与原调查户相同的KISH表代码。调查约定时间未调查到已确定的调查对象,需改天调查同一人;只有确定该调查对象在调查期间内不能被调查到时,才允许进行置换。

三、调查内容

(一)个人问卷

个人问卷调查表包括一般人口学资料、吸烟饮酒情况、既往史、个人与家族疾病史、呼吸道症状、呼吸道疾病病例管理、慢阻肺知识知晓情况、居住环境、做饭与生物燃料、职业因素暴露、住区周围大气环境调查情况等危险因素,肺功能检查禁忌证、生活质量评估测试评分(CAT)等。调查问卷由经过统一培训的技术专员以面对面询问的方式完成,调查对象不可自行填写,调查前签署知情同意书。调查问卷内容见表4-2。

深圳市慢性阻塞性肺疾病流行病学调查知情同意书

_____您好!

我们是深圳市慢性阻塞性肺疾病(以下简称慢阻肺)流调项目的工作人员,本项目是深圳市卫生健康委员会委托深圳市慢性病中心组织开展的全市流行病学调查项目,目的是了解我市40岁及以上居民的慢阻肺及其相关因素的流行情况,为下一步进行疾病防控策略的制定提供科学依据。

经过随机抽取,您被选中作为本次调查对象,您的参与对于本项目至关重要。在调查开始前,我们需向您详细说明本项目的目的、内容、益处及可能存在的风险。您完全自愿决定是否参与或者中途退出本次调查。

慢阻肺是一类以不完全可逆的气流受限为特征的疾病,根据前期相关流行病学调查显示在我国40岁以上居民中患病率约8.2%,是我国四大慢性病之一,已经成为威胁居民健康的重要公共卫生问题,需要采取精准、有效的防控措施。因此通过开展人群调查，了解我市 40 岁及以上居民慢阻肺及其相关因素的流行状态，对于我市制定并开展慢阻肺的防控措施有重要意义。

您如果接受本次调查，将接受问卷调查、身体指标测量和肺功能检查，所有检查费用均免费，您无需支付任何费用。其中，问卷调查包括您的基本人口学信息、慢阻肺相关知识、既往疾病史、既往及现在吸烟情况、居住环境、工作环境和呼吸道症状、疾病管理、肺功能检查注意事项等，问卷调查大约占用您 20 分钟时间，为了保证调查质量，希望您如实回答，我们会对相关信息进行保密；身体测量包括身高、体重、腰围、血压和心率测量；您还需要进行肺功能检查，根据相关操作标准，您需要在工作人员的指导下完成两次肺功能测试，第一次测试完成后，吸入支气管扩张剂（沙丁胺醇气雾剂 400μg），15 分钟后完成第二次肺功能测试。如果您的肺功能检查结果存在异常，我们会安排您到指定医院进行胸部正位 X 线检查。拍片过程中会受到安全范围内小计量射线辐射，一般情况下对您的健康不会造成不良影响，如您出现不适请及时告知在场医务人员，他们会做出相应处理，以保证您的安全。调查中各项体测和检查的风险不会大于健康体检的风险。

以上问卷及相关测量、检查均由经过培训并考核合格的调查员和医务人员完成，如果您有任何疑问，可向他们提出问题，他们会为您详细解释，以消除您的疑虑。在进行肺功能检查前，我们将询问您的既往药物过敏史、疾病史，并根据您告知的情况建议您是否做肺功能检查，该信息非常重要，请您准确回答。根据操作要求，在肺功能检查程中，需要用力吸气及呼气，您可能会出现呼吸劳累的感觉，通常休息一下即可缓解。此外，肺功能检查会使用支气管扩张剂沙丁胺醇，以扩张支气管增加通气能力，这是肺功能检查最常用的药物，有少部分人吸入药物会有短暂心慌的感觉，不必惊慌，休息后即可缓解。

另外，我们由专人负责信息安全，所有可能涉及您个人或家人隐私的信息，均会严格保密；调查结束发布结果时，我们仅报告群体的结果，不会出现任何个人信息，请您放心。当然，您也有权利拒绝参加或在任何时点退出本次调查。

如果您有相关健康问题或建议，请您提出来，我们将尽力帮助，您也可以直接联系我们的调查办公室。

联系人：　　　　　　电话：　　　　　　邮箱：

知情同意声明：

我已经阅读了该知情同意书并听取了工作人员的讲解，明白了本次调查的目的、完整步骤以及潜在风险，目前没有任何疑问。我自愿同意本人参与此项调查。

　　□同意□不同意

　　被调查对象姓名（签字）：　　　　　　　　　　日期：

　　我已经向被调查对象详细阐述了该项调查的目的,并且已经解答了调查对象提出的所有疑问。经过我和被调查对象共同确认,调查对象已经知道调查的目的、过程、风险和益处。

　　工作人员姓名（签字）：　　　　　　　　　　日期：

表 4-2　深圳慢性阻塞性肺疾病流行病学调查个人问卷

（参考 2014 年《中国慢性阻塞性肺疾病监测工作手册》）

个人问卷

个人编码：□□□□□□□□□□	
调查对象姓名：＿＿＿＿＿＿＿	电话号码：＿＿＿＿＿＿＿
调查对象身份证号码：□□□□□□□□□□□□□□□□□□	
调查点名称（区）：	流调点代码：□□□□□
街道名称：	街道代码：□
家庭门牌号：	家庭代码：□□□
调查员签名：＿＿＿＿＿＿＿	日期：□□□□年□□月□□日

深圳市慢性病防治中心

二〇一八年八月

调查开始时间（24 小时制）：□□时□□分

第一部分基本信息		
A1	您的出生日期	□□□□年□□月□□日
	出生日期需完整填写年、月、日三项,以身份证号码中的出生日期为准 如调查对象没有身份证,以户口本上的出生日期为准	
A2	性别	1 男 2 女
A3	民族	1 汉族　　　　　7 彝族 2 壮族　　　　　8 土家族 3 回族　　　　　9 朝鲜族 4 满族　　　　　10 蒙古族 5 苗族　　　　　11 藏族 6 维吾尔族　　　88 其他民族

A3a	您在深圳居住的时间	1 0.5~1 年　　　　3 5~10 年 2 1~5 年　　　　　4 ≥10 年
A4	文化程度	1 未接受正规学校教育　5 高中/中专/技校 2 小学未毕业　　　　　6 大专毕业 3 小学毕业　　　　　　7 本科毕业 4 初中毕业　　　　　　8 研究生及以上

文化程度指调查对象接受国内外教育已取得的最高学历或现有文化水平相当的学历

1 未接受正规学校教育：指从未在正规学校接受过教育，未能写便条或阅读通俗书报

2 小学没毕业：指接受小学教育，但没有毕业的人。也包括能阅读通俗书报、写便条，达到扫盲标准的人

3 小学毕业：指小学毕业，未接受初中教育及以上教育，或者接受初中教育的肄业及在校生

4 初中毕业：指初中毕业，未接受高中及以上教育，或者接受高中教育的肄业及在校生

5 高中/中专/技校毕业：指接受高中（包括普通高中、职业中学和中等专业学校）教育的毕业生，以及接受大学本科或专科教育的肄业或在校生

6 大专毕业：指接受国家大学专科等高等教育的毕业生

7 大本毕业：指接受国家大学本科高等教育的毕业生，国家承认的自考、夜大、电大、函大和其他形式的授予本科学位的大学也在此类，以及接受硕士研究生教育的肄业或在校生

8 研究生毕业及以上：指接受硕士或博士研究生教育的毕业生

A5	您目前的婚姻状况	1 未婚　　　　4 丧偶 2 已婚　　　　5 离婚 3 同居　　　　6 分居
A6	您目前的职业	1 农林牧渔水利业生产人员 2 生产、运输设备操作人员及有关人员 3 商业、服务业人员 4 国家机关、党群组织、企业、事业单位负责人 5 办事人员和有关人员 6 专业技术人员 7 军人 8 其他劳动者 9 在校学生 10 未就业 11 家务 12 离退休人员

	1 农林渔牧水利业生产人员：从事农业、林业、畜牧业、渔业及水利业生产、管理、产品初加工的人员 2 生产、运输设备操作人员及有关人员：从事矿产勘察、开采，产品生产制造，工程施工和运输设备操作的人员及有关人员 3 商业、服务业人员：从事商业、餐饮、旅游娱乐、运输、医疗辅助及社会和居民生活等服务工作的人员 4 国家机关、党群组织、企事业单位负责人：在中国共产党中央委员会和地方各级党组织，各级人民代表大会常务委员会，人民政协，人民法院，人民检察院，国家行政机关，各民主党派，工会、共青团、妇联等人民团体，群众自治组织和其他社团组织及其工作机构，企业、事业单位中担任领导职务并具有决策、管理权的人员 5 办事人员和有关人员：在国家机关、党群组织、企业、事业单位中从事行政业务、行政事务工作的人员和从事安全保卫、消防、邮电等业务的人员 6 专业技术人员：从事科学研究和专业技术工作的人员，包括科学研究人员、科技管理和辅助人员、飞机和船舶技术人员、医疗卫生人员、法律工作人员、经济管理专业人员、教师、教学辅助人员、文艺和体育工作人员 7 军人：指在军队、武警部队正在服役的军人 8 其他劳动者：不便分类的其他从业人员 9 在校学生：指正在就读的大、中学生 10 未就业：指无业在家以及毕业尚未找到工作的学生，不包括离退休人员 11 家务：主要从事家务活动，如洗衣、做饭等 12 离退休人员：指按国家规定而脱离工作岗位，没有再从事固定职业者	
A7a	您目前参加了哪种社会医疗保险	1 深圳市医疗保险一档 2 深圳市医疗保险二档 3 深圳市医疗保险三档 4 深圳市以外的医疗保险 5 其他 6 没参加
	可根据被调查者的职业状况综合判断调查对象回答的正确与否 1、2、3 参照深圳市社会医疗保险办法 4 深圳市以外的医疗保险：包括各种深圳市外参加的保险 5 其他：如大病救助等 6 没参加：指没有参加任何形式的医疗保险	
A7b	您目前是否参加了商业医疗保险	1 是 2 否 99 不知道
	商业医疗保险：包括各种商业保险	

续表

	家庭经济状况	
A8	2017 年,您家常住人口数	□□人
A9	2017 年,您家的总收入有多少	1 知道 □□□,□□□元 / 月 □,□□□,□□□元 / 年 97 不知道具体收入 99 拒绝回答
A10	2017 年,您家的总支出是多少 调查员注意:年支出和月支 出仅记录其中 1 项	1 知道 □□□,□□□元 / 月 □,□□□,□□□元 / 年 99 不知道具体支出额 97 拒绝回答

	第二部分疾病知识知晓情况			
B1	在这次调查之前,您有没有听说过下列疾病			
		有	没有	不确定
a	慢性支气管炎	1	2	99
b	肺气肿	1	2	99
c	哮喘	1	2	99
d	慢阻肺	1 有 2 没有→ 99 不确定→		第三部分 第三部分
B2	您是从哪里听说的慢阻肺 （可多选）	1 电视　　　　　　5 专业书籍 / 专业杂志 2 广播　　　　　　6 社区活动 3 报纸 / 杂志　　　7 亲戚朋友 4 网络　　　　　　8 医院 / 医生 　　　　　　　　　99 其他,请说明:		
B3	在这次调查之前,您有没有 听说过肺功能检查	1 有 2 没有 99 不确定		
B4	据您所知,下列症状是否属于慢阻肺的主要症状			
		是	否	不知道
a	慢性咳嗽	1	2	99
	慢性咳嗽指咳嗽时间持续超过 3 周			
b	咳痰	1	2	99
c	气短或呼吸困难	1	2	99

续表

B5	据您所知,下列这些因素是否使人更容易患慢阻肺			
		是	否	不知道
a	吸烟	1	2	99
b	二手烟	1	2	99
c	职业粉尘和有害气体	1	2	99
d	室外空气污染	1	2	99
e	室内做饭或取暖使用的生物燃料(如煤、柴草、木炭、动物粪便等)	1	2	99
f	室内装修产生的化学材料	1	2	99
g	儿童期严重的呼吸道感染(如反复发作的气管炎、肺炎)	1	2	99
h	肺结核病史	1	2	99
第三部分个人及家族史				
C1	您母亲生您时的分娩方式是	1 阴道分娩 2 剖宫产 99 不知道		
C2	您是早产儿吗	1 是 2 否 99 不知道		
C3	您出生体重是多少	□□ . □kg 不知道填 99.9		
C4	您母亲怀孕时吸烟吗	1 是 2 否 99 不知道		
C5	您 14 岁以前是否曾因患肺炎或支气管炎而住院	1 是 2 否 99 不知道		
C6	您既往做过肺部手术吗	1 是 2 否		
C7	您既往有无被乡镇(街道)及以上医疗机构诊断过下列疾病,若诊断过,至今已患病有多少年			

		是	患病年数	否	不知道
a	鼻炎	1	☐☐	2	99
	指各类鼻炎				
b	过敏性鼻炎	1	☐☐	2	99
c	哮喘	1	☐☐	2	99
d	慢性支气管炎	1	☐☐	2	99
e	肺气肿	1	☐☐	2	99
f	慢阻肺	1	☐☐	2	99
g	肺结核	1	☐☐	2	99
h	支气管扩张症	1	☐☐	2	99
i	肺间质纤维化	1	☐☐	2	99
j	肺癌	1	☐☐	2	99
k	其他恶性肿瘤	1	☐☐	2	99
l	慢性肺源性心脏病	1	☐☐	2	99
m	冠心病	1	☐☐	2	99
n	脑血管病	1	☐☐	2	99
o	糖尿病	1	☐☐	2	99
p	高血压	1	☐☐	2	99
q	抑郁症	1	☐☐	2	99
r	骨质疏松	1	☐☐	2	99

C8	您的父母是否患过下列疾病			
		是	否	不知道
a	哮喘	1	2	99
b	慢性支气管炎	1	2	99
c	肺气肿	1	2	99
d	慢阻肺	1	2	99
e	肺心病	1	2	99
f	支气管扩张症	1	2	99
g	肺结核	1	2	99
h	鼻炎	1	2	99
i	肺癌	1	2	99

续表

第四部分呼吸道症状		
咳嗽		
D1	没有感冒的时候，您经常咳嗽吗	1 是 2 否→ D3
D2	您经常会出现每天4次以上或每周4天及以上的咳嗽情况吗	1 是 2 否
D3	您早晨起床时经常咳嗽吗	1 是 2 否
D4	您常在早晨以外时间经常咳嗽吗	1 是 2 否
	如果 D1，D3，D4 均回答"否"，则跳至咳痰（D10）	
D5	在过去一年中，您出现这样咳嗽情况有持续3个月及以上吗	1 是 2 否
D6	您这样咳嗽多少年了	□□年
D7	冬天冷空气来时您经常咳嗽吗	1 是 2 否 99 不确定
D8	您运动后会出现咳嗽吗	1 是 2 否 99 不确定
D9	您吸入空气中灰尘、花粉等或污染的空气后会出现咳嗽吗	1 是 2 否 99 不确定
咳痰		
D10	您经常出现咳痰吗？	1 是 2 否→ D12
D11	您经常会出现每天2次或每周4天及以上的咳痰情况吗	1 是 2 否
D12	您早晨起床时经常出现咳痰吗	1 是 2 否
D13	您在早晨以外时间经常咳痰吗	1 是 2 否
	如果 D10，D12，D13 均回答"否"，则跳至喘息（D16）	
D14	在过去一年中，您出现这样咳痰情况有持续3个月及以上吗	1 是 2 否
D15	您这样咳痰多少年了	□□年

续表

	喘息		
D16	现在我们要询问几个有关您喘息的问题,请回答		
a	您感冒时出现过喘鸣音或类似吹口哨、拉风箱的声音吗	1 是 2 否 99 不知道	
b	没有感冒时,您出现过喘鸣音或类似吹口哨、拉风箱的声音吗	1 从不 2 偶尔 3 经常 99 不知道	
	如果 D16 的 a 回答"否"或"不知道",且 b 回答"从不"或"不知道",则跳至气短和呼吸困难(D18)		
D17	您出现这种声音多少年了	□□年	
	气短和呼吸困难		
D18	您在日常活动中是否感到气短或呼吸困难	1 是 2 否→ 99 不知道→	第五部分 第五部分
D19	下列哪项描述最符合您气短或呼吸困难的程度?	1 只有在剧烈运动时才会感到呼吸困难→ 2 在平地上赶路或爬轻微斜坡时感到气短 3 在平地上走路时由于呼吸困难而比同龄人走得慢,或按自己步伐在平地上走路时会因为气喘而要停下来休息 4 平地走 100 米或几分钟后需要停下来呼吸 5 因呼吸困难而不能出门,或者穿衣脱衣时出现呼吸困难	第五部分
D20	您这种气短或呼吸困难持续多少年了	□□年	
	第五部分呼吸道疾病病例管理 如果 D1,D3,D4,D10,D12,D13 都回答"否";且 D16 的 a 回答"否"或"不知道",b 回答"从不"或"不知道",D18 回答"否"或"不知道",则跳至 E16		
E1	近一年来,您是否因呼吸道症状加重而去过医院	1 是 2 否→	E7
E2	近一年来,您因呼吸道症状加重去门诊或急诊看病共几次	□□次	

E3	近一年来,您因呼吸道症状加重看病,哪家医院看病次数最多	1 村卫生室 / 社区卫生服务站 2 乡镇医院 / 社区医院 3 县(区)级医院 4 地市级及以上医院 88 其他,请说明:	
E4	近一年来,您曾因呼吸道症状加重住过院吗	1 是 2 否→	E7
E5	近一年来,您因呼吸道症状加重住过几次院	□□次	
E6	近一年来,您在哪家医院住院时间最长	1 乡镇医院 / 社区医院 2 县(区)级医院 3 地市级及以上医院 88 其他,请说明:	
E7	近一年来,您是否使用吸入型药物来帮助呼吸	1 是 2 否→	E9

E8　您使用下列哪种吸入药物

		使用			从不使用	不知道
		按医嘱规律使用	加重时才使用	不规律使用		
a	糖皮质激素 例如:泼尼松龙	1	2	3	4	99
b	肾上腺素 例如:盐酸异丙肾上腺素	1	2	3	4	99
c	短效 β_2 受体激动剂(SABA) 例如:沙丁胺醇、特布他林	1	2	3	4	99
d	长效 β_2 受体激动剂(LABA) 例如:沙美特罗、福莫特罗	1	2	3	4	99
e	短效抗胆碱能药物(SAMA) 例如:异丙托溴铵	1	2	3	4	99
f	长效抗胆碱能药物(LAMA) 例如:噻托溴铵	1	2	3	4	99
g	联合用药 例如:糖皮质激素 + β_2 受体激动剂	1	2	3	4	99
h	其他药物,请填写:	1	2	3	4	99

E9	近一年来,除吸入型药物,您有口服或静脉应用药物来改善呼吸道症状吗	1 是 2 否				
	如果 E7 回答"是",E9 回答"否",则跳至 E11;如果 E7 和 E9 均回答"否",则跳至 E16					
E10	您口服或静脉应用了哪种药物					
		使用			从不使用	不知道
		按医嘱规律使用	加重时才使用	不规律使用		
a	β₂受体激动剂 例如:沙丁胺醇、特布他林、沙美特罗、福莫特罗	1	2	3	4	99
b	抗胆碱能药物 例如:异丙托溴铵、噻托溴铵	1	2	3	4	99
c	甲基黄嘌呤(茶碱) 例如:氨茶碱、缓释茶碱	1	2	3	4	99
d	糖皮质激素 例如:甲泼尼松龙	1	2	3	4	99
e	祛痰药 例如:盐酸氨溴索、乙酰半胱氨酸、羧甲司坦、标准桃金娘油	1	2	3	4	99
f	抗氧化剂 例如:羧甲司坦、N-乙酰半胱氨酸	1	2	3	4	99
g	止咳西药	1	2	3	4	99
h	抗生素	1	2	3	4	99
i	中药或传统药物	1	2	3	4	99
j	抗过敏药	1	2	3	4	99
k	其他药物,请填写:	1	2	3	4	99
E11	若您没能按照医生的要求规律用药,主要原因是什么	1 药物价格昂贵 2 病情减轻 3 忘记服药 4 担心服药出现副作用 88 其他,请说明: 99 不适用				

E12	您主要从哪里购买上述您所使用的药物(可多选)	1 村卫生室 2 乡镇医院 / 社区医院 3 县(区)级医院 4 地市级及以上医院 5 药店 88 其他,请说明:	
E13	您从基层医院(社康中心 / 街道医院)可以买到上述您所使用的药物吗	1 都能买到 2 部分能买到 3 根本买不到 99 不知道	
E14	您使用过吸氧治疗吗	1 是 2 否 99 不知道	
E15	您是否进行过呼吸康复治疗	1 是 2 否 99 不知道	
E16	近一年来,您是否接种过流感疫苗	1 是 2 否 99 不知道	
E17	近五年来,您是否接种过肺炎疫苗	1 是 2 否 99 不知道	
E18	您以前做过肺功能检查吗	1 是 2 否→ 99 记不清→	 第六部分 第六部分
E19	检查结果显示您患有慢阻肺吗	1 是 2 否 99 不知道	

第六部分危险因素
吸烟情况
现在吸烟情况

F1	您现在吸烟吗,每天吸、不是每天吸、还是不吸	1 每天吸→ 2 吸,但不是每天吸→ 3 以前吸,但现在不吸→ 4 从不吸→ 5 不知道→	F2 F6 F13 F19 F19
	用于确定调查对象目前吸烟的状况,提问并且只选择一个选项 "现在"是指一个月前到目前的时间内		

续表

	现在每天吸烟		
F2	您开始吸第一支烟时年龄有多大 调查员注意:如果调查对象记不清具体年龄,可询问是多少年前开始吸第一支烟的,或与具体事件联系,如小学、中学等,然后根据回答推算出当时年龄,填入右栏	□□周岁（不知道填"99"）	
F3	您最初开始每天吸烟时年龄有多大 调查员注意:强调开始每天吸烟,不是开始吸烟。如果调查对象记不清具体年龄,可询问是多少年前开始每天吸烟的,或与具体事件联系,如小学、中学等,然后根据回答推算出当时年龄,填入右栏	□□周岁（不知道填"99"）	
	"每天"指一个月或者更长时间内每天或者几乎每天都至少吸食一种烟草产品		
F4	您现在平均每天吸多少下列烟草产品?如果您吸某种产品,但不是每天都吸,也请您告诉我 调查员注意:记不清填"99"或"999",没有吸靠右填"0" 如果调查对象回答的是包数或条数,请询问每包/条装有多少支烟草产品,并计算总数 如鼻烟、咀嚼烟填在"其他,具体类型　　　"中		

	类型	吸烟量 调查员注意:只填其中1项,每天吸填写"支/天",非每天吸填写"支/周"	
a	机制卷烟	a1 □□支/天	a2 □□□支/周
b	手卷烟	b1 □□支/天	b2 □□□支/周
c	烟斗	c1 □□斗/天	c2 □□□斗/周
d	雪茄	d1 □□支/天	d2 □□□支/周
e	水烟	e1 □□斗/天	e2 □□□斗/周
f	其他,具体类型: 	f1 □□斗（支、两）/天	f2 □□□斗（支、两）/周
F5	您早上睡醒后一般隔多久吸第一支烟	1　5分钟以内 2　6~30分钟 3　31~60分钟 4　60分钟以上	答完此题,跳至F11

续表

	现在偶尔吸烟		
F6	您最初开始吸第一支烟年龄多大	□□周岁（不知道填"99"）	
F7	您以前是否曾经有每天吸烟的情况	1 是 2 否→	F11
	"每天"指一个月或者更长时间内每天或者几乎每天都至少吸一种烟草产品		
F8	您最初开始每天吸烟年龄多大	□□周岁（不知道填"99"）	
F9	请问在您过去每天吸烟时间里，您曾经平均每天吸多少下列烟草产品？如果您吸某种产品，但不是每天都吸，也请您告诉我 调查员注意：强调是过去每天吸烟时的吸烟量，而不是现在的吸烟量 记不清填"99"或"999"，没有吸靠右填"0" 如果调查对象回答的是包数或条数，请询问每包/条装有多少支烟草产品，并计算总数 如鼻烟、咀嚼烟填在"其他，具体类型 ____"中		

	类型	吸烟量 调查员注意：只填其中 1 项，每天吸填写"支/天"，不是每天吸填写"支/周"	
a	机制卷烟	a1 □□支/天	a2 □□□支/周
b	手卷烟	b1 □□支/天	b2 □□□支/周
c	烟斗	c1 □□斗/天	c2 □□□斗/周
d	雪茄	d1 □□支/天	d2 □□□支/周
e	水烟	e1 □□斗/天	e2 □□□斗/周
f	其他，具体类型： ____	f1 □□斗（支、两）/天	f2 □□□斗（支、两）/周
F10	您停止每天吸烟是多大年龄	□□周岁	

	戒烟行为		
F11	过去您是否戒过烟 （这里的戒烟指认真考虑过要戒烟并有所行动）	1 是 2 否→	F19
F12	您是否曾经戒烟超过 1 年	1 是，□□年（不知道填"99"） 2 否	答完此题，跳至 F19

续表

戒烟者		
F13	您最初开始吸第一支烟是多大年龄	□□周岁（不知道填"99"）
F14	您以前是否曾经有**每天吸烟**的情况	1 是 2 否→ ‖ F18
F15	您最初开始**每天吸烟**年龄多大？	□□周岁（不知道填"99"）
	"每天"指一个月或者更长时间内每天或者几乎每天都至少吸一种烟草产品	
F16	在您之前**每天吸烟**的时间里,您曾经平均每天吸多少种下列烟草产品？如果您吸某种产品,但不是每天都吸,也请您告诉我 调查员注意：记不清填"99"或"999",没有吸靠右填"0"	

类型		吸烟量 调查员请注意：每行两项中只填其中1项,每天吸填写"支／天",不是每天吸填写"支／周"
a	机制卷烟	a1 □□支／天 ‖ a2 □□□支／周
b	手卷烟	b1 □□支／天 ‖ b2 □□□支／周
c	烟斗	c1 □□斗／天 ‖ c2 □□□斗／周
d	雪茄	d1 □□支／天 ‖ d2 □□□支／周
e	水烟	e1 □□斗／天 ‖ e2 □□□斗／周
f	其他,具体类型：_____	f1 □□斗（支、两）／天 ‖ f2 □□□斗（支、两）／周

F17	您多少岁时停止**每天吸烟**	□□周岁（不知道填"99"）
F18	您完全戒烟离现在多长时间了	1 □□年 2 □□月 3 □□周 4 □□天 99 记不清
	询问并仅使用一个单位（年、月、周或日）记录调查对象回复的答案。调查对象在偶尔情况下可能吸食过某种烟草产品不计算在内（例如参加婚礼时抽了一支雪茄）。如果调查对象回答的时间中含有小数（例如,一年零两个月）,可以转换成低一级的单位（例如,一年零两个月=14个月）。"记不清"圈选"99"	

续表

	二手烟暴露				
F19	请问您 14 岁以前是否曾与每天吸烟者共同生活	1 是 2 否 99 不知道			
F20	您目前情况下每周接触二手烟多少天 （二手烟是指吸烟时，吸烟者呼出的以及卷烟末端散发出的烟雾）	□天 （记不清填 "9"）			如填 0 或 9，跳 至 G1

F21	在接触二手烟的日子里，您是在列出的这些地方接触二手烟的吗 如有，您平均每天接触时间多久 调查员注意：逐个地点询问，如调查对象回答 "是"，圈选后填写每天累计接触时间，精确到分钟 如回答 "否"，则圈选 2		是	小时分钟	否
		a 家里	1	□□ □□	2
		b 工作场所	1	□□ □□	2
		c 餐厅	1	□□ □□	2
		d 公共交通工具	1	□□ □□	2
		e 其他，请说明：	1	□□ □□	2

	居住环境	
G1	您现在居住的房屋类型是	1 楼房，□□层 2 砖瓦平房 3 独立居民房、别墅 4 土坯房（土坯地、土坯壁） 5 地下室 88 其他，请说明：
G2	您现在居住的房屋建筑面积共多少平方米	□□□□平方米
G3	您在目前居住房屋里共居住了多少年	□□年
G4	您现在居住的房屋最近一次装修是哪年	□□□□年（如 2000 年）
G5	您最近一次装修房屋后隔多久入住 调查员注意：只填一项，满一个月填月项，不满一个月填天项，记不清在月项填 "99"	□□月或□□天后入住
G6	您近十年来居住时间最长的房屋类型	1 楼房，□□层 2 砖瓦平房 3 独立居民房、别墅 4 土坯房（土坯地、土坯壁） 5 地下室 88 其他，请说明：

续表

做饭与燃料		
H1	您家里目前做饭是否使用下列燃料？如果使用，使用多久了 调查员注意：累计年或月只填一项，没使用过选择 2 否 目前是指近 12 个月内	
a	公共管网系统的燃气	1 是，□□年或□□月 2 否
b	瓶或罐装的液化气	1 是，□□年或□□月 2 否
c	电	1 是，□□年或□□月 2 否
d	煤油	1 是，□□年或□□月 2 否
e	无烟煤	1 是，□□年或□□月 2 否
f	烟煤 / 木炭	1 是，□□年或□□月 2 否
g	木头 / 柴草 / 农作物秸秆	1 是，□□年或□□月 2 否
h	动物粪便	1 是，□□年或□□月 2 否
H2	您家里做饭用的炉子是哪种	1 开放式炉火 2 开放式炉具 3 封闭式炉具 4 燃气灶 5 电磁炉 88 其他，请说明 _____
H3	您家做饭炉子上使用哪种排风排烟设备（可多选）	1 抽油烟机 2 排气扇 3 烟囱 4 没有→　　　　　　　H5
H4	您家做饭时，经常有使用上述排风排烟设备吗	1 从不 2 有时 3 经常 99 不确定

续表

H5	您家通常在哪里做饭	1 起居室 2 单独的厨房 3 用作厨房的另一间房 4 室外 88 其他，请说明 _____	
	"单独的厨房"指与客厅、卧室等其他房间同在一套住宅内 "用作厨房的另一间房"指厨房独立于客厅、卧室等，往返于厨房和起居室需要经过室外		
H6	您在上述做饭地点做饭已有多少年 调查员注意：超过 6 个月不足 1 年，以 1 年计算；不足 6 个月以 0 年计	□□年	
H7	您是否经常做饭	1 是 2 否→	H10
H8	您做饭有多少年	□□年	
H9	在刚过去一个月时间内，您平均每天亲自花多长时间做饭 调查员注意：超过 30 分钟不足 1 小时，以 1 小时计算；不足 30 分钟以 0 小时计	□□小时	
H10	您是否经常做饭接触油烟	1 是 2 否	
H11	您家冬季<u>最主要</u>采用哪种方式或燃料取暖	1 不取暖→ 2 集中供暖→ 3 分户天燃气自采暖→ 4 电（电暖气/电热风/空调） 　→ 5 煤/煤球/煤饼/炭 6 木头/柴草/农作物秸秆 7 动物粪便 88 其他，请说明 _____	J1 H13 H13 H13
H12	您家给上述取暖方式安装烟囱了吗	1 是 2 否	
H13	采用上述取暖方式总共有多少年 调查员注意：超过 6 个月不足 1 年，以 1 年计算；不足 6 个月以 0 年计	□□年	

续表

H14	您每年平均有几个月采用上述取暖方式	□□月

H15	请根据您个人感觉选择对空气污染的感受,您可以根据您对室外空气污染(来自交通、工业等)的不满和气愤程度选择 0 至 10 分。0 分表示非常满意,一点也不气愤;10 分表示非常气愤,完全不能忍受	├─┼─┼─┼─┼─┼─┼─┼─┼─┼─┤ 0 1 2 3 4 5 6 7 8 9 10 非常满意,　　──────▶　　非常气愤, 一点也不气愤　　　　　　　　完全不能忍受

职业暴露史

调查员:现在开始询问一些关于您<u>现在及以往</u>在<u>工作或农田劳作</u>时接触粉尘及有害气体的情况

J1	您在工作(包括农田劳作)时接触过粉尘吗	1 是 2 否 99 不知道
	粉尘指工作环境中存在的灰尘、烟尘、烟雾、矿尘、砂尘、粉末等	
J2	您在工作(包括农田劳作)时接触过有害气体吗	1 是 2 否 99 不知道
	有害气体是指对身体有害的气体或蒸气 例如汽油、农药、油烟、氨、二氧化硫、一氧化碳、汞、苯、硫化氢等	
	如果 J1 和 J2 均回答"否"或"不知道",跳至第七部分	
J3	您是经常接触、有时接触还是偶尔接触粉尘或有害气体	1 经常 2 有时 3 偶尔
J4	如果您在工作或农田劳作时有接触粉尘和 / 或有害气体,您具体从事的是下列哪类工作,从事了多长时间 调查员注意:累计年或月只填其中一项,没从事过请选择 2 否	
a	煤炭、采矿、采石、采气	1 是,□□年或□□月 2 否
b	冶金、铸造、机械加工制造	1 是,□□年或□□月 2 否
c	水泥、石棉、陶瓷、玻璃、石墨制造	1 是,□□年或□□月 2 否
d	土木、建筑工程、交通建设	1 是,□□年或□□月 2 否

续表

e	石油化工、化学产品制造、塑料制造、涂料 / 染料制造、制药工业、化学农药制造、化肥制造	1 是,□□年或□□月 2 否	
f	木材加工、家具加工、装饰房修	1 是,□□年或□□月 2 否	
g	纺织、造纸、棉絮、皮毛加工	1 是,□□年或□□月 2 否	
h	服装干洗、清洁打扫、厨师、搬运工	1 是,□□年或□□月 2 否	
i	农田生产作业:扬脱谷麦、喷洒农药、施化肥、大棚及室内种植、禽畜饲养等	1 是,□□年或□□月 2 否	
j	除上述工作外,您是否还从事过其他工作,如有,请具体说明接触时间最长的工作: 工作名称:_____ 工作描述(包括接触何种物质): _____	1 是,□□年或□□月 2 否	
J5	您在工作时主要采取了哪种防护措施	1 没有防护→ 2 口罩 3 防尘或防毒面具 88 其他,请说明 _____	J7
J6	您是经常防护、有时防护还是偶尔防护	1 经常 2 有时 3 偶尔	
J7	最近一年内,您在工作或农田劳作时是否还有接触粉尘或者有害气体	1 是 2 否 3 无工作	

第七部分肺功能检查禁忌证

排除标准:如果有下列情况者,结束调查或择日安排调查

EX1	近 3 个月接受过胸部、腹部或眼科手术	1 是→ 2 否	结束调查
EX2	近 3 个月出现过心脏病发作(心绞痛、心肌梗死、恶性心律失常等)	1 是→ 2 否	结束调查
EX3	近 1 个月因心脏病住院治疗	1 是→ 2 否	结束调查

EX4	近1个月内出现过大咯血	1 是→ 2 否	结束调查
EX5	近1个月内发生过脑卒中	1 是→ 2 否	结束调查
EX6	未控制的严重高血压病患者,收缩压≥180mmHg或舒张压≥110mmHg（服降压药后低于该标准可做）	1 是→ 2 否	结束调查
EX7	主动脉瘤患者	1 是→ 2 否	结束调查
EX8	严重甲状腺功能亢进患者	1 是→ 2 否	结束调查
EX9	癫痫发作需要药物治疗者	1 是→ 2 否	结束调查
EX10	正在接受抗结核药物治疗或活动性肺结核病患者	1 是→ 2 否	结束调查
EX11	既往有视网膜剥离病史	1 是→ 2 否	结束调查
EX12	面瘫病患者	1 是→ 2 否	结束调查
EX13	近1个月内出现过呼吸道感染	1 是→ 2 否	1个月后再次安排肺功能检查
EX14	可以进行身体测量及肺功能检查	1 是 2 否 3 1个月后安排肺功能检查	

调查结束时间（24 小时制）:□□时□□分

（二）身体测量

身体测量内容包括身高、体重、腰围、血压和心率的测量。身高测量精确度为 0.1cm；体重测量精确度为 0.1kg；腰围测量精确度为 0.1cm；血压和心率测量使用电子血压计,血压测量精确度为 1mmHg。

（三）肺功能检查

本次调查中肺功能检查所采用的便携肺功能仪由深圳市慢性病防治中心

统一采购配置,肺功能检查由各调查点的慢性病防治技术专员在各调查现场组织完成,测量指标主要包括一秒用力呼气容积(FEV$_1$)、用力肺活量(FVC)和一秒率(FEV$_1$/FVC)等。首先对调查对象做基础肺功能测试,然后进行支气管舒张试验,吸入支气管扩张剂沙丁胺醇气雾剂 400μg,15 分钟后重复测定肺功能。对肺功能检查中存在气道阻塞的调查对象(吸入支气管扩张剂 FEV$_1$/FVC<70%)进一步完善胸部正位 X 线片检查,并完成生活质量评估测试评分(CAT)问卷。

四、质量控制

为保证调查数据的可靠性,深圳市慢性病防治中心针对调查工作的各个环节制定了严格的质量控制方案,建立了市、区和调查点三级质量控制体系,在现场调查前期准备阶段、现场调查期间和现场调查结束后的各个环节实行严格的质量控制。

(一)现场调查前期的质量控制

1. 调查技术方案和调查问卷设计

深圳市慢性病防治中心成立方案和问卷修订专家组,对调查技术方案和调查问卷的科学性及可行性进行评估,同时开展现场预调查,及时完善、修订调查方案和问卷。

2. 现场调查人员要求与培训

本次调查由深圳市慢性病防治中心制定培训方案,统一安排调查人员培训。现场调查人员需具备医学背景,有现场调查经验;具有良好语言表达和沟通能力,熟悉调查点当地方言;数据录入人员能熟练使用计算机;肺功能检查人员要求熟练掌握肺功能仪的操作;所有调查人员均需参加培训,考核通过后方可参加调查。

3. 调查工具准备

本次调查所必需的调查工具、相关仪器设备及耗材由深圳市慢性病防治中心组织招标采购并统一配发,避免因仪器及耗材原理、型号、来源、品牌不同而造成偏差。

4. 调查前的现场准备工作

现场调查前,调查员在社区工作人员的配合下完成本次调查的宣传工作,做好社区动员,取得调查对象的积极配合;提前对调查现场进行勘察,制定应急处理预案。

5. 抽样

由深圳市慢性病防治中心统一制定抽样方案,各区级慢性病防治机构严格按照抽样原则进行抽样,并将抽样信息上报深圳市慢性病防治中心。

（二）现场调查的质量控制

现场调查阶段，各区级慢性病防治机构需对辖区内所有调查点进行现场督导和技术指导；各调查点严格按照调查对象名单进行预约，记录预约信息，现场调查前需详细核实调查对象的身份，严格按照调查问卷内容填写相应信息；身体测量和肺功能检查采用统一的仪器设备和测量方法，严格按照技术要求进行；各区级慢性病防治机构督导员在调查点现场抽取一定比例调查对象针对身体测量数据进行复核测量，并与测量员测量结果进行比对，发现问题并纠正；深圳市慢性病防治中心对肺功能检查异常者进行复核。

（三）现场调查结束后的质量控制

各调查点设专人负责对数据收集、肺功能检测结果、培训、质控表等资料进行系统收集、整理和保存，按照方案要求及时上报和反馈相关资料；各区级慢性病防治机构质量控制人员，负责对每天的调查问卷、肺功能检查报告及胸部正位 X 线片等资料进行检查、核对，发现问题要求调查员及时修改或补充；深圳市慢性病防治中心质量评估组定期抽取一定比例的调查对象资料进行质量控制与审核，并对此次调查的全部肺功能检查报告以及胸部正位 X 线片（电子版）进行质量控制和评级，以确保现场调查的质量。

（四）数据录入的质量控制

数据录入采取双人双录入的方式，并同时对两个数据库的文件记录进行逐项比较，以便发现错误及时更正，保证数据录入的准确性；深圳市慢性病防治中心定期监测录入数据的质量，并抽取一定比例的数据进行复审，实时反馈结果和意见。

第二节 慢性阻塞性肺疾病流行病学调查组织实施

一、确定各级医疗卫生机构职责

深圳市卫生健康委员会负责慢阻肺流行病学调查工作的总体领导、组织协调，定期组织检查、督导和评估。

深圳市慢性病防治中心牵头成立市级慢阻肺调查技术专家组和工作组，负责制定全市慢阻肺流行病学调查实施方案，组建质控组，监测工作质量；配合深圳市卫生健康委员会对本市全部监测点的现场调查工作进行督导检查，发现问题及时解决；负责对市级师资和区级调查业务负责人提供慢阻肺临床知识、肺功能检测相关知识和技能培训；负责对全市各调查点肺功能检测现场实施、人员培训、肺功能检测结果进行质量控制；负责组织专家完成市级胸部正位 X 线片阅片并完成诊断；负责督促调查点按要求及时上传各类调查数据；负责现场技术指导及应急处置指导，对现场调查提供相应技术指导并进行质量控制。

各区卫生健康委员会负责辖区慢阻肺流行病学调查工作的组织领导、街道和社区的协调工作。

各区慢性病防治机构负责成立区级慢阻肺调查技术工作组，负责组织实施本辖区内的慢阻肺调查工作，包括调查点的轮转安排、人员的调度安排、检查场所是否满足工作要求等；负责对调查员的技术指导，出现疑难问题时制定合理应对措施，必要时上报深圳市慢性病防治中心共同解决；负责对本社区各调查点的肺功能检测现场实施、肺功能检测结果进行质量控制，并完成肺功能异常者的复核和胸部 X 线检查、应急处置等工作；负责数据采集、审核、上报等工作。

社区健康服务中心负责提供慢阻肺现场调查的场地，包括登记区、询问调查区、身体测量区、血压测量区、肺功能检测区、等候培训区、应急抢救区（含抢救设备及药品）和休息等待区等场地。

二、技术保障

市级慢阻肺调查技术专家组和工作组主要由经验丰富的防控人员、临床医生、肺功能检查医生和放射科医生组成，主要负责对慢阻肺调查技术方案、调查问卷以及身体测量和肺功能检查方法等进行修订与论证，开展现场预试验，保证调查方案整体的科学性和可操作性；同时负责技术咨询、指导和质量控制等工作。

各区成立辖区慢阻肺调查技术专家组和工作组，负责辖区调查工作的技术咨询、指导和质量控制等。

三、经费与物资

经费由市、区慢性病防治机构共同承担，用于支持各调查点开展现场工作。

市慢性病防治中心按照国家调查工具、仪器设备的统一要求、标准和技术参数与服务需求，组织采购便携式肺功能仪、咬口、过滤器、储雾罐、沙丁胺醇支气管扩张剂等相应设备与耗材，并印刷工作手册等系列技术文件和其他材料，统一配发各调查点。

四、项目督导与评估

市慢性病防治中心对流行病学调查工作的管理、实施、质量控制进行督导和评估；发现问题及时协调解决，保证此项工作顺利如期完成。

各区慢性病防治机构负责调查点的技术指导、督导和质量控制。

五、现场调查工作流程及方法

（一）调查前准备工作流程

按照以下流程开展调查前期准备和入户预约工作。

第一步：社会宣传与动员。采取多种宣传形式（如在社区悬挂横幅，发放慢阻肺防治宣传手册等）开展调查前动员，积极与相关部门沟通以争取各社区的支持。联合社区工作者，在现场调查开展前期加强宣传，取得调查对象的理解、支持和积极配合。

第二步：抽样准备与物资采购。现场调查开始前，各调查点需要按照抽样方案完成样本抽取。深圳市慢性病防治中心负责各调查点抽样工作的质量控制，同时完成调查工具、检测设备仪器、耗材等调查物资的采购。

第三步：人员培训与现场准备。由深圳市慢性病防治中心制定培训方案，统一安排并完成人员培训工作，所有调查人员均需经过培训且考核通过后才能参加现场调查；各区级慢性病防治机构安排好现场调查场地，向各调查点分发调查物资，明确分工及人员职责，做好各环节的协调工作。

第四步：预约家庭主要成员，完成《家庭记录表》。为每一个调查户分配个人编码，预约家庭主要成员并详细填写家庭预约联系记录；预约不成功的调查户，记录预约不成功主要原因，预约三次仍未完成则置换调查户。预约成功后，进行入户调查填写《家庭成员登记表》，每户抽取一名符合标准的 40 岁及以上居民，预约调查对象现场调查并填写个人预约联系记录，若三次预约不成功的调查对象，则按照置换原则置换该调查对象所在家庭户，重新选择调查对象；预约成功后发放预约信，在预约信上注明调查对象姓名与个人编码，通知其携带预约信和身份证/户口簿，正在使用和近一年内常用的治疗呼吸系统疾病药物的药盒和说明书参加现场调查，并告知其调查的时间和地点。

如果被抽中的调查户需要置换，置换后的调查户的家庭个人编码与被置换的调查户个人编码一致，必须在《家庭记录表》"调查户置换情况"一栏选择置换情况。

第五步：形成调查对象名单。现场调查前整理调查对象名单，打印《现场调查登记表》（表 4-3）以备现场调查时核对身份和登记使用。

（二）现场调查工作流程

深圳市慢阻肺流行病学调查工作包括询问调查、身体测量、肺功能检查等内容，以统一的调查问卷作为询问调查工具。此次调查过程较复杂，需要各个环节紧密配合，各区慢性病防治机构需严格按照工作手册要求，科学安排各调查点的人员和分工，合理安排调查工作的流程和内容，做好现场调查各阶段的质量控制以及各项调查内容之间的衔接。

表 4-3　现场调查登记表

调查地点：_____县（区）_____乡镇（街道）时间：2018 年____月____日

个人编码	户主姓名	联系方式	调查对象信息								
			姓名	性别	年龄	身份证号	问卷	身体测量	肺功能（支气管扩张前）	肺功能（支气管扩张后）	

现场调查前,各区慢性病防治机构要联合各调查点做好充分准备工作,取得当地居委会的支持,做好社区动员工作,取得调查对象的积极配合;做好现场调查人员安排、场所选定、物资筹备等方面工作,按照深圳市慢性病防治中心制定的抽样方案完成抽样工作;进行预调查,制定应急处理预案。

1. 询问调查工作流程

现场调查采取集中调查的方式进行,各调查点提前做好调查现场布置、调查问卷和现场调查登记表等准备工作。

第一步:核实身份。核对预约信、调查对象身份证或户口簿信息与现场调查登记表是否一致,需确定为被选取的调查对象本人方能参加调查。

第二步:知情同意。核实信息后,确认为调查对象后签署知情同意书,并分发现场调查转签单,按照预先分配的个人编码粘贴或填写在知情同意书和现场调查转签单右上角,保证编码一致。

第三步:询问调查,完成个人问卷。调查对象携带现场调查转签单前往个人问卷调查处,调查人员根据个人编码查询调查对象,采用询问调查的方式完成个人问卷调查,确认完成后及时将信息录入计算机,填写转签单,并告知调查对象携带转签单进行身体测量。

注:在完成个人问卷第一部分至第六部分后,进一步询问是否患有肺功能检查的禁忌证,如调查对象存在相关禁忌证,则结束调查并回收转签单,不再进行身体测量和肺功能检查。

2. 身体测量工作流程

身体测量包括身高、体重、腰围、血压和心率的测量。在现场调查开始之前,各调查点应做好调查工具、仪器设备的调试、检测及使用注意事项等准备工作。身体测量在询问调查之后按如下步骤进行。

第一步:确认调查对象已完成个人问卷。在"身高体重腰围测量"或"血压测量"部分中输入调查对象转签单上的个人编码,如果存在调查对象基本信息,说明该调查对象已完成询问调查,否则需要先接受询问调查。

第二步:身体测量。可根据现场情况合理安排调查对象身高、体重、腰围测量和血压心率测量顺序,每完成一项内容,调查员在"身高体重腰围测量"或"血压测量"部分中相应位置记录测量结果,填写转签单,告知调查对象携带转签单进行肺功能检测。

3. 肺功能检查工作流程

由深圳市慢性病中心组织培训,确保所有参加此次慢阻肺流行病学调查的检测人员均掌握肺功能仪的使用和测量方法及注意事项。在现场调查工作开始前,各调查点应准备充足的实验耗材和相关物品,准备独立的肺功能检测房间,设置检测区和等候培训区,各调查点需在现场调查工作开始当天进行肺功能仪性能验证。

肺功能检测分为支气管扩张前的肺功能检查、使用支气管扩张剂和支气管扩张后的肺功能检查三个部分,按照如下步骤进行。

第一步:确认调查对象已完成身体测量,并评估是否有支气管扩张试验禁忌证或不符合测试要求的用药。根据其血压测量结果判断是否有肺功能检测禁忌证,如果为未控制的严重高血压患者,收缩压≥200mmHg或舒张压≥100mmHg,则放弃肺功能检测,结束调查;但如果其服用降压药后血压下降及平稳,则可进行肺功能检测;询问其用药情况,了解是否服用不符合肺功能检测要求的药物,根据具体情况择日安排肺功能检查,如需择日安排肺功能检查则在转签单上备注;询问既往沙丁胺醇过敏或严重不良反应史,根据其心率测量结果判断是否有支气管扩张试验禁忌证,若排除禁忌证,安排调查对象前往等候培训区接受培训。

第二步:培训调查对象。为提高肺功能检查的效率,调查对象需在等候培训区接受肺功能检测培训,由专人详细讲解肺功能检测过程中吸气、呼气、持续时间等要点,负责组织并指导调查对象练习肺功能检测的动作要领。

第三步:支气管扩张前的肺功能检测。由负责检测的医师指导调查对象完成,当调查对象吹出的肺功能曲线不符合质控要求时重新进行,若连续3次不符合要求,则安排其到休息培训区重新接受指导;每位调查对象要成功完成3次支气管扩张前的肺功能检测。

第四步:支气管扩张试验。首先查看调查对象转签单上是否有支气管扩张试验禁忌,确定调查对象无支气管扩张试验禁忌后给其使用支气管扩张剂,并在"肺功能检测"中填写使用支气管扩张剂时间,嘱咐调查对象在等候区休息15分钟后再次进行检测。

第五步：支气管扩张后的肺功能检测。进行第二次肺功能检测,检测方法同支气管扩张前的肺功能检测,结束后根据检测结果在转签单上勾选是否需要完成慢阻肺生活质量评估测试评分和预约胸部正位 X 线检查。

第六步：生活质量评估。支气管扩张后肺功能检测结果显示 $FEV_1/FVC<70\%$ 的调查对象(未进行支气管扩张试验的调查对象可根据基础肺功能测试结果判断),需在调查员的协助下填写"肺功能检测"中的慢阻肺生活质量评估测试评分(CAT)问卷,$FEV_1/FVC\geqslant70\%$ 者结束调查。确认完成后及时将信息录入计算机,告知调查对象肺功能检测结果并提供建议,调查结束 2 周内将检测结果反馈给调查对象。

第七步：安排胸部正位 X 线检查(表 4-4)。

表 4-4　胸部正位 X 线检查登记表

基本信息					诊断	
个人编码	姓名	区域	居委会/街道办	性别	X 线片特征描述	初步诊断

调查地点：＿＿＿＿＿＿市＿＿＿＿＿＿区

注：X 线片特征描述：概括描述调查对象 X 线片反映出气管、支气管等主要的病理特征。

初步诊断：1- 支气管扩张症　2- 肺结核　3- 肺部占位　4- 其他(注明)。

深圳慢阻肺流行病学调查(2018)胸部 X 线片检查预约单

＿＿＿＿＿＿您好！调查对象个人编码：□□□□□□□□□□

首先非常感谢您能够参加此次调查。在此次调查中,您的肺功能检测结果显示,您的呼吸功能存在异常,为了进一步明确诊断异常,我们为您安排了胸部 X 线检查,所有 X 线检查的费用由项目为您支出。请您按照以下时间和地点的要求预留时间并去检查。

X 线片的检查时间：＿＿＿＿＿年＿＿＿＿月＿＿＿＿日＿＿＿＿时＿＿＿＿分

X 线片的检查地点：＿＿＿＿＿＿＿＿＿＿＿＿＿＿＿＿＿＿＿＿＿

深圳市慢性病防治中心慢阻肺项目组

年　　　月　　　日

---

4. 胸部 X 线检查的工作流程

支气管扩张后肺功能检测结果显示 $FEV_1/FVC<70\%$ 的调查对象需进行胸部正位 X 线检查。各调查点根据本地区实际情况,选择具有放射科的区慢

性病防治院(中心)或定点医院进行胸部正位 X 线检查。所有的检查结果均需进行市级阅片,及时将胸部 X 线报告单反馈给调查对象。

5. 调查结束后工作总结、信息上传和质量控制

现场调查第一天结束后,各调查点应对现场组织、调查员调查技能掌握等情况进行总结;现场调查过程中,各调查队应根据现场实际工作情况及时召开会议,解决存在的问题。

每日完成调查后,需要整理、审核当日收集的所有调查资料,具体包括审核调查问卷、完成检查结果的录入及质量控制。

6. 现场调查人员安排

每个调查点可根据实际情况组成调查队,调查队工作人员的分工及职责详见表 4-5。各调查点可根据本地区人员、时间进度安排,适当调整调查队人数。

表 4-5　现场调查工作人员分工及职责

分工	建议人数	职责
协调管理(总负责人)	1 人	负责现场工作的协调管理
登记及联络调查对象	2 人	核对调查身份;填写和回收知情同意书,发放和回收调查转签单,联络调查对象
质量控制、数据管理	1~2 人	负责现场质量控制工作,询问调查、身体测量、肺功能检测的质量控制,信息收集与结果审核
询问调查	3 人	完成个人询问调查(包括询问肺功能检查禁忌证)并录入信息
身体测量	2~3 人	测量血压、心率、身高、体重和腰围;记录测量结果并录入信息
肺功能检测	3~5 人	询问是否有禁忌证;指导完成肺功能检测;指导使用支气管扩张剂;完成慢阻肺评估测试评分;预约胸部正位 X 线检查;记录检测结果并录入信息

7. 结果反馈

在现场调查结束后 2 周内,各调查点以调查街道办为单位,将身体测量和肺功能检测结果反馈给调查对象。反馈结果通知单见表 4-6。

表 4-6　体检结果通知单

家庭住址：＿＿＿＿区＿＿＿＿街道　姓名：＿＿＿＿　性别：＿＿＿　年龄：＿＿＿

检查指标	本次检查结果	参考值范围
身高	＿＿＿＿＿＿cm	—
体重	＿＿＿＿＿＿kg	—
体质指数	＿＿＿＿＿＿kg/m²	参考值范围： <18.5　　消瘦 18.5~23.9　正常 24.0~27.9　超重 ≥28.0　　肥胖
腰围	＿＿＿＿＿＿cm	正常参考值范围： 男性 <85cm 女性 <80cm
血压	收缩压：＿＿＿＿＿＿mmHg 舒张压：＿＿＿＿＿＿mmHg	正常参考值范围： 收缩压 <140mmHg 舒张压 <90mmHg
肺功能	1. 一秒用力呼气量（FEV_1）＿＿＿＿＿＿ml（FEV_1%预计值） 2. 最大肺活量（FVC）＿＿＿＿＿＿ml（FVC% 预计值） 3. FEV_1/FVC（支气管扩张后）＿＿＿＿＿＿%	正常参考值范围： FEV_1% 预计值 >80% FVC% 预计值 >80% FEV_1/FVC>70%

（三）数据收集与管理

1. 深圳市慢性病防治中心

（1）负责全市数据收集与管理的总体工作。

（2）掌握全市调查工作进度，发现问题及时反馈，并制定相应对策。

（3）负责定期组织专业技术人员对肺功能测试质量评估结果及胸部正位 X 线片进行抽查并评估。

（4）负责收集全部数据资料。

2. 各区慢性病防治机构

（1）负责本辖区调查点的总体调查工作、数据收集与管理工作。

（2）负责安排专人对询问调查、身体测量、肺功能检查等调查表中的数据进行收集、管理与录入。

（3）负责及时接收市级质量评估组反馈的肺功能测试评估结果，将评级为 D 级、F 级的调查对象整理出反馈给质量控制员。

（4）负责将全部数据资料备份至专门的电脑或存储设备中以备核查。

3. 数据整理及录入

（1）各区慢性病防治机构数据管理人员负责统一收集个人问卷调查表、身体测量和肺功能检查等数据并进行审核，实时反馈结果和意见。

（2）各区慢性病防治机构的数据管理人员将个人问卷调查表、身体测量和肺功能检查等数据使用 EPIDATA 软件录入计算机，采取双人双录入的方式。在每日现场调查结束或所有现场调查结束后，数据管理员均需确认收集的所有数据均已整理、复核及录入。

（3）在全部现场调查结束后，市级肺功能质量评估组／胸部正位 X 线片阅片专家组需确认完成全部肺功能测试和 X 线检查结果复核。

4. 数据备份

调查点数据管理员在每次录入数据后，需将本地数据存储在专门的存储设备中进行备份，备份采取在不同设备中备份 2 份的方式，以避免由于设备损坏导致数据丢失的问题。各区慢性病防治机构每天应对收集的数据信息进行本地备份。

5. 数据反馈

全部调查结束后，各区慢性病防治机构及时将数据反馈到深圳市慢性病防治中心。各区数据上报后，深圳市慢性病防治中心将以区慢性病防治机构为单位对现场调查数据进行清理，最后汇总全市数据，以备分析；并将数据清理结果反馈给各区慢性病防治机构，再由各区慢性病防治机构将数据反馈给各调查点。

（四）监测结果分析

1. 基本情况

本次流行病学调查采用多阶段分层整群随机抽样方法，在全市共抽取 21 个街道、36 个社区调查点，对每个调查点 40 岁以上常住居民进行调查。有 4 157 人参加了此次调查，有效调查人数为 3 591 人（男性：1 603 人，女性：1 988 人），整体应答率为 86.38%（表 4-7）。发现慢阻肺患者 280 人，慢阻肺患病率 7.80%。

参与调查人员的平均年龄为（55.25 ± 9.46）岁，体重指数（BMI）均值为 24.44kg/m²，年平均 $PM_{2.5}$ 暴露为 24.24μg/m³。调查人群中总吸烟率为 28.48%；对于吸烟的人来说，556 人（20.19%）处于正在吸烟状态，其中男性有 531 人（35.17%）处于正在吸烟状态，女性中处于正在吸烟状态者占 2.16%。整体来看，调查人群中有 102 人（2.13%）母亲在怀孕时吸烟，150 人（3.27%）有慢性支气管炎，50 人（0.80%）存在哮喘，66 人（1.29%）具有结核病病史，88 人（2.70%）在儿童期因为肺部疾病而住院。另外，有 669 人（18.75%）在工作期间接触灰尘或化学物质，9 人（0.23%）在做饭或取暖时暴露于生物燃料，12 人（0.41%）在做饭或取暖时暴露于煤炭（表 4-8）。

表 4-7　调查点应答率

行政区	调查街道数/个	调查社区数/个	现场调查人数/人	有效调查人数/人	应答率/%
宝安区	3	6	566	485	85.69
福田区	2	5	517	502	97.10
罗湖区	2	4	406	389	95.81
南山区	2	5	935	555	59.36
龙岗区	3	7	900	830	92.22
光明新区	3	3	268	265	98.88
龙华区	3	3	271	271	100.00
坪山区	1	1	114	114	100.00
大鹏新区	1	1	70	70	100.00
盐田区	1	1	110	110	100.00
合计	21	36	4157	3591	86.38

表 4-8　调查人员的流行特征

	合计（n=3 591）	男性（n=1 603）	女性（n=1 988）
基本信息			
年龄	55.25（9.46）	55.11（9.75）	55.37（9.22）
年龄/岁			
40~49	1 189（65.89%）	571（67.55%）	618（63.90%）
50~59	1 140（20.62%）	464（20.43%）	676（20.86%）
60~69	1 012（8.55%）	445（7.67%）	567（9.60%）
≥70	250（4.94%）	123（4.35%）	127（5.64%）
文化水平			
小学及以下	735（14.07%）	225（10.17%）	510（18.79%）
初高中	2 097（57.66%）	986（59.60%）	1 111（55.32%）
大专及以上	757（28.27%）	392（30.24%）	365（25.89%）
个人及家族史			
母亲怀孕期间吸烟	102（2.13%）	44（1.98%）	58（2.31%）
慢性支气管炎	150（3.27%）	69（3.48%）	81（3.00%）
哮喘	50（0.80%）	26（0.79%）	24（0.81%）
结核病病史	66（1.29%）	39（1.86%）	27（0.60%）
儿童期因肺部疾病而住院	88（2.70%）	40（3.11%）	48（2.21%）

	合计 （n=3 591）	男性 （n=1 603）	女性 （n=1 988）
COPD 危险因素			
工作期间暴露于灰尘或化学物质	669（18.75%）	350（22.08%）	319（14.73%）
做饭或取暖暴露于生物燃料	9（0.23%）	3（0.22%）	6（0.23%）
做饭或取暖暴露于煤炭	12（0.41%）	2（0.15%）	10（0.72%）
吸烟历史			
不吸烟	2 690（71.52%）	745（50.11%）	1 945（97.31%）
以前吸烟	337（8.29%）	323（14.73%）	14（0.54%）
目前吸烟	556（20.19%）	531（35.17%）	25（2.16%）
吸烟暴露/（包年）			
0	2 690（79.01%）	745（60.28%）	1 945（97.92%）
1~20	189（7.94%）	178（14.35%）	15（1.47%）
≥20	447（13.04%）	432（25.37%）	11（0.60%）
体重指数	24.44（3.20）	24.91（3.11）	24.91（3.11）
体重指数/（kg·m^{-2}）			
<18.5	67（2.35%）	30（2.77%）	37（1.84%）
18.5~24.9	2 075（55.27%）	811（47.94%）	1 264（64.12%）
25~29.9	1 261（36.96%）	663（42.93%）	598（29.75%）
≥30	175（5.42%）	95（6.35%）	80（4.29%）
年平均 PM$_{2.5}$ 暴露/（μg·m^{-3}）	24.24（2.08）	24.20（2.14）	24.27（2.03）
肺功能检查史			
是	271（7.56%）	147（9.73%）	124（4.95%）
否	3 201（92.44%）	1 396（90.27%）	1 805（95.05%）

2. 患病情况

（1）整体患病率：根据倡议推荐的慢阻肺诊断标准，3 591 名有效调查对象中共发现慢阻肺患者 280 名，总患病率为 7.80%，年龄标化患病率为5.92%。男性慢阻肺患者 151 例，患病率为 9.42%；女性慢阻肺患者 126 例，患病率为 6.48%，见表 4-9。估算深圳市 40 岁以上人群中预计慢阻肺患者22.67 万人，其中男性预计慢阻肺患者 14.95 万人，女性预计患者 8.55 万人（4.89 万人 ~10.18 万人）。

表 4-9　患病率及估算患者数

	患病率 /%	95% 可信区间 /%	估计患者数 / 万人	95% 可信区间 / 万人
合计	7.80	6.94~8.72	22.67	20.17~25.34
男性	9.42	8.04~10.96	14.95	12.76~17.39
女性	6.48	5.44~7.66	8.55	7.17~10.10

（2）不同年龄组患病率：不同年龄组患病率存在显著差异。整体来看，40~49 岁年龄组患病率为 4.30%（2.77%~6.20%），70 岁以上年龄组患病率为 14.95%（7.28%~19.19%）。另外，随着年龄的增加患病率呈上升趋势（$P<0.001$），见表 4-10。

表 4-10　不同年龄组患病率

	合计 /%	男性 /%	女性 /%
年龄 / 岁			
40~49	4.30（2.77~6.20）	3.79（2.23~5.36）	4.94（3.23~6.65）
50~59	7.28（5.20~9.75）	7.75（5.32~10.19）	6.71（4.82~8.60）
60~69	12.72（9.31~15.16）	15.86（12.46~19.25）	9.70（7.26~12.13）
≥70	14.95（7.28~19.19）	20.53（13.39~27.67）	9.76（4.60~14.92）
趋势性检验 P 值	<0.001	<0.001	0.03

（3）不同地区患病率：慢阻肺患病率在不同地区存在差异。具体来说，深圳市各市辖区中患病率较高的地区是福田区（7.54%）、罗湖区（7.61%）、南山区（7.77%），而患病率极低的地区为盐田区（3.30%）、坪山区（2.84%），见表 4-11。

表 4-11　不同地区患病率

行政区	有效调查人数 / 人	患者数 / 人	患病率 /%	标化患病率 /%
宝安区	485	38	7.83	5.36
福田区	502	56	11.15	7.54
罗湖区	389	26	6.68	7.61
南山区	555	53	9.54	7.77
龙岗区	830	50	6.02	5.43
光明新区	265	21	7.92	6.30
龙华区	271	20	7.38	4.75
坪山区	114	4	3.51	2.84
大鹏新区	70	4	5.71	4.65
盐田区	110	8	7.27	3.30

（4）慢阻肺患者的流行特征：表4-12通过GOLD肺功能分级展示了慢阻肺严重程度。在慢阻肺患者中，78.93%（73.68%~83.56%）患者肺功能分级为GOLD 1级，16.43%（12.29%~21.30%）的患者为GOLD 2级，而仅有4.64%（2.49%~7.81%）的患者为GOLD 3级或4级。

表4-12　慢阻肺患者的肺功能分级

	合计（n=280）		男性（n=151）		女性（n=129）	
	病例/人	占比/%（95%CI）	病例/人	占比/%（95%CI）	病例/人	占比/%（95%CI）
GOLD 1级	221	78.93（73.68~83.56）	105	69.54（61.53~76.76）	116	89.92（83.38~94.52）
GOLD 2级	46	16.43（12.29~21.30）	34	22.52（16.13~30.02）	12	9.30（4.90~15.69）
GOLD 3级或4级	13	4.64（2.49~7.81）	12	7.95（4.17~13.47）	1	0.78（0.02~4.24）

总体来看，有29.64%的患者至少存在一种呼吸症状，2/3的患者不存在明显症状（见表4-13）。随着GOLD肺功能分级严重程度的增加，呼吸症状的频率也呈增加趋势（$P<0.001$）。在40岁及以上人群中，只有7.56%的人之前做过肺功能检查，9.73%的男性做过肺功能检查，4.95%的女性做过肺功能检查。而在慢阻肺患者中，只有9.47%的患者做过肺功能检查（男性：10.95%，女性：7.65%）。

表4-13　普通人群及慢阻肺患者中的症状分布

症状	患者数/人（比例）				
	普通人群	慢阻肺患者	GOLD 1级	GOLD 2级	GOLD 3级或4级
经常咳嗽	216（6.02%）	37（13.21%）	27（12.22%）	6（13.04%）	4（30.77%）
咳痰	242（6.74%）	42（15.00%）	26（11.76%）	10（21.74%）	6（46.15%）
喘鸣声	112（3.12%）	25（8.93%）	12（5.43%）	6（13.04%）	7（53.85%）
日常生活中呼吸困难	271（7.55%）	42（15.00%）	24（10.86%）	9（19.57%）	9（69.23%）
至少一个症状	592（16.49%）	83（29.64%）	57（25.79%）	15（32.61%）	11（84.62%）

（5）慢阻肺疾病知晓情况：在对 3 591 名调查对象慢阻肺知晓情况的调查中，仅 17.07%（613/3 591）听说过慢性阻塞性肺疾病或慢阻肺，8.13%（292/3 591）听说过肺功能检查。75.77%（2 721/3 591）听说过慢性支气管炎、71.15%（2 555/3 591）听说过肺气肿、77.36%（2 778/3 591）听说过哮喘，见表 4-14。

表 4-14　慢阻肺疾病名称及肺功能检查知晓人数及知晓率

	慢性支气管炎	肺气肿	哮喘	慢阻肺	肺功能检查
宝安区 / 人	288	261	297	88	57
罗湖区 / 人	320	285	321	85	41
福田区 / 人	410	398	407	97	54
南山区 / 人	441	432	483	151	47
龙岗区 / 人	685	666	681	25	20
坪山区 / 人	54	54	55	14	10
光明区 / 人	200	171	203	38	24
龙华区 / 人	221	206	225	51	23
盐田区 / 人	59	53	59	53	9
大鹏新区 / 人	43	29	47	11	7
总知晓人数 / 人	2 721	2 555	2 778	613	292
知晓率 /%	75.77	71.15	77.36	17.07	8.13

3. 主要发现及建议

（1）深圳市 40 岁以上居民慢阻肺患病低于全国平均水平，患者气流受限严重程度以轻度为主：调查结果显示，深圳市 40 岁以上居民慢阻肺患病率为 7.80%（男性 9.42%，女性 6.48%），低于全国 2014—2015 年 13.6% 的平均患病水平。全市慢阻肺人群数量较为庞大，慢阻肺综合防控工作亟待关注。2018—2019 年深圳市慢阻肺流行病学调查发现的 280 例慢阻肺患者中，超过一半患者（78.93%）为轻度气流受限慢阻肺患者，气流受限分级为轻度、中度、重度及以上的比例分别为 78.93%、16.43%、4.64%。轻度慢阻肺患者往往不会因症主动就医，难于在早期被发现。既往研究显示轻度慢阻肺患者肺功能 FEV_1 的下降速度比中重度慢阻肺患者更快，该阶段患者如果不及时干预，可极快进展为中重度慢阻肺患者。慢阻肺患者气流受限严重程度能够反映慢阻肺的疾病进展情况和患者的健康状态，气流受限严重程度越高，发生急性加重、住院或死亡的风险越大，疾病进展越快，用药效果越低，生活质量差，疾病负重。因此,各级慢性病防控机构亟待提高慢阻肺防控意识,开展慢阻肺筛查及管理工作,早期诊断、及时干预,以减少急性加重发生,延缓肺功能恶化,进一步减轻疾病负担。

调查发现慢阻肺患病率随年龄增长呈逐渐增加趋势。因此,慢阻肺防控工作开展应重视老年人群尤其是 60 岁以上人群慢阻肺的筛查工作。

(2)吸烟、职业粉尘有害气体暴露等相关危险因素普遍流行:吸烟是目前公认的、最重要的慢阻肺致病危险因素,已被多项研究证实。慢阻肺相关危险因素调查发现,深圳市 40 岁以上居民吸烟率、现在吸烟率分别为 28.48%、20.19%,男性调查人群中,近一半人群有吸烟嗜好,吸烟率为 49.89%,明显高于女性 2.70% 吸烟率,男性慢阻肺患病水平(9.42%)也明显高于女性(6.48%)。854 位男性吸烟患者中仍有 531 位存在现在吸烟情况,现在吸烟比例达 62.18%。但相比于全国 40 岁以上居民 40%、31% 的吸烟率及现在吸烟率水平,深圳市居民烟草烟雾暴露情况较为良好,得益于我市常年持续性开展控烟工作。然而,深圳市成年男性吸烟水平较高,仍需持续强化控烟工作力度,推进控烟履约,力争打造无烟深圳的生活环境。

职业粉尘和 / 或有害气体暴露是慢阻肺患病常见的危险因素,但其引起慢阻肺发生风险常常被低估。国外研究发现,职业暴露造成慢阻肺相关症状及肺功能损害数量占所有慢阻肺患者的 10%~20%,本次流行病学调查结果显示我市 40 岁以上人群职业粉尘和 / 或有害气体暴露率为 18.75%。2014—2015 年全国慢阻肺流行病学调查人群职业粉尘和 / 或有害气体暴露率为 46.3%。职业粉尘和有害气体暴露情况较为广泛,在慢阻肺防控中应注意加强职业暴露防护。对存在粉尘及有害气体暴露的员工,加强其主动防护意识,指导其在工作中及时采取有效防护措施。

(3)大众对慢阻肺认知不足,疾病知晓水平极低:尽管慢阻肺已是我国居民第四位死亡原因,患病水平持续上升,患病人群极为庞大,但大众对慢阻肺的认识仍远远不够,2018—2019 年深圳市 40 岁以上人群慢阻肺疾病名称知晓率仅 17.07%,对肺功能检查知晓情况更糟糕,知晓率仅 8.13%。居民慢阻肺认识水平低反映了大众普遍缺乏慢阻肺相关知识及防治意识,也反映相关医疗部门开展慢阻肺防控意识和措施的不足。过低的疾病知晓水平对全市慢阻肺防治工作的开展带来一定困难。开展慢阻肺健康教育工作,建立健全慢阻肺健康教育体系,加大宣传力度,针对不同人群设计不同内容教材,普及健康科学知识,提高社会公众对慢阻肺认知水平,提高医疗机构慢阻肺防治意识是今后慢阻肺防控工作的重要内容。

2018—2019 年深圳市慢阻肺流行病学调查了解了深圳市 40 岁以上常住居民慢阻肺的现患率及其相关危险因素的分布特点,为今后制定慢阻肺防控政策提供科学依据。对于此次调查发现的慢阻肺患者,在现场均给予了健康生活方式及用药等指导,建议其进行正规、系统治疗及定期社区随访管理。

目前,深圳市慢阻肺防控工作能力较为薄弱,尚待建立稳定的慢阻肺防控队伍及完善的慢阻肺防治体系,提高慢阻肺防治工作能力。下一步拟在全市各区逐步建立慢阻肺监测哨点,进一步掌握慢阻肺患病特点及相关危险因素分布情况,加大慢阻肺早期发现和管理力度,实现对慢阻肺的早期诊断、早期干预和规范管理。

参考文献

[1] 方利文,包鹤龄,王宝华,等.中国居民慢性阻塞性肺疾病监测内容与方法概述[J].中华流行病学杂志,2018,39(5):546-550.

[2] 陈小良,程锦泉,曹勇,等.深圳市40岁以上常住居民肺通气功能减退情况及影响因素分析[J].中国慢性病预防与控制,2017,25(1):21-25.

（卢春容　卓志鹏　江琦　尹金风）

第五章

慢性阻塞性肺疾病的分级诊疗与管理

　　慢阻肺是常见的呼吸系统慢性病,在40岁以上中国人群中患病率高达13.7%。慢阻肺目前位列全球死亡原因第四,疾病负担重,而群众对其认知度低。慢阻肺患者存在持续气流受限,若不加干预病情则进行性加重。但慢阻肺亦是一种可预防和可控制的疾病,早发现、早诊断、早治疗,对患者进行定期监测和长期管理,可有效降低急性加重发生率和死亡率,提高患者生活质量,减少疾病负担。2016年,全国卫生与健康大会提出要坚持正确的卫生与健康工作方针,以基层为重点。然而,当前仅有少数的慢阻肺患者可以在基层医疗卫生机构得到系统、规范的诊治和管理,患者多倾向于选择综合医院就诊,造成医疗资源的挤兑和浪费。

　　中国政府高度重视慢阻肺的分级诊疗,早在2012年就将相关内容写进国家慢性病工作规划。原卫生部等15个部门印发的《中国慢性病防治工作规划(2012—2015年)》中提出,基层医疗卫生机构加强慢阻肺等慢性病患者管理服务策略,建立疾病预防控制机构、医院、专病防治机构、基层医疗卫生机构在慢性病防治中的分工负责和分级管理机制。2014年慢阻肺作为监测内容首次被纳入国家慢性病与营养监测体系;2015年出台的《国务院办公厅关于推进分级诊疗制度建设的指导意见》,强调以强基层为重点完善分级诊疗服务体系;依据文件有关要求,2016年国家卫生计生委和国家中医药管理局共同组织制定《关于印发慢性阻塞性肺疾病分级诊疗服务技术方案的通知》,旨在指导全国各地做好慢阻肺分级诊疗工作,2017年慢阻肺被列入国家第二批分级诊疗试点病种;2017年国家在《中国防治慢性病中长期规划(2017—2025年)》中将慢阻肺筛查技术——肺功能检测率纳入目标考核,要求积极推进慢性呼吸系统疾病等患者的分级诊疗;2019年中华人民共和国国务院印发《国务院关于实施健康中国行动的意见》,明确指出要加强慢阻肺患者健康管理,提高基层医疗卫生机构肺功能检查能力。本章依据上述文件有关标准结合慢阻肺分级诊疗相关文献指南进行撰写。

第一节　慢性阻塞性肺疾病分级诊疗
服务目标、路径与双向转诊标准

　　分级诊疗是指按照疾病的轻重缓急及治疗的难易程度予以分级,不同级别医疗机构承担疾病不同状况下的治疗,逐步实现从全科到专业化的医疗过程。分级诊疗制度内涵体现为基层首诊、双向转诊、急慢分治、上下联动。基层首诊方面可通过政策引导,鼓励常见病、多发病患者首先到基层医疗卫生机构就诊;双向转诊重点畅通慢性期、恢复期患者向下级医疗机构转诊,逐步实现不同级别和类别医疗机构之间的有序转诊;急慢分治是通过完善亚急性、慢性病服务体系,将渡过急性期患者从三级医院转出,落实各级各类医疗机构在急性、慢性病诊疗服务中的功能定位;上下联动是在医疗机构之间建立分工协作机制,促进优质医疗资源纵向流动。

　　在分级诊疗制度模式下,基层医疗机构主要负责为常见病多发病患者提供基础性医疗服务,为病情稳定患者提供慢性病管理和康复等服务;二、三级医疗机构主要负责急危重症和疑难杂症的诊治工作;疾病预防控制机构和专病防治机构协助卫生行政部门做好疾病防控规划及方案的制定和实施,提供业务指导和技术管理。各级医疗机构分工协作,能够提高医疗卫生服务效率,促进医疗资源的合理利用。

一、慢阻肺分级诊疗服务目标

　　充分发挥慢阻肺医防融合防治管理团队服务的作用,预防慢阻肺发生,指导慢阻肺患者合理就医和规范治疗,减轻症状,减少疾病急性加重,预防、监测并积极治疗并发症,延缓肺功能下降,改善生活质量。

　　构建综合医疗机构、基层医疗卫生机构(社区健康服务中心)、疾病预防控制机构(慢性病防治机构)分工明确、协调配合的慢阻肺医防融合防治管理服务体系,建立慢阻肺防治管信息化大数据共享平台,实现慢阻肺“基层首诊、双向转诊、急慢分治、上下联动”分级诊疗模式,形成慢阻肺早期发现、规范治疗、有效监测及长期管理的工作机制,提高居民健康水平,降低疾病负担,促进经济和社会健康和谐发展。

二、慢阻肺分级诊疗服务路径

　　慢阻肺分级诊疗服务路径见图 5-1。

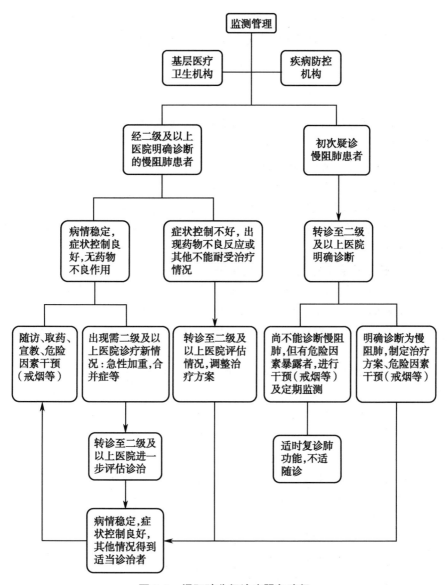

图 5-1　慢阻肺分级诊疗服务路径

三、慢阻肺分级诊疗双向转诊标准

1. 慢阻肺患者上转至二级及以上医院的标准

（1）临床诊断疑似慢阻肺患者。

（2）慢阻肺患者随访期间发现病情控制不满意，或出现严重药物不良反应，或其他不能耐受初始方案治疗的情况。

（3）出现慢阻肺合并症,需要进一步评估病情和重新制定治疗方案。

（4）诊断明确、病情平稳的慢阻肺患者每年应到二级及以上医院由专科医师进行一次全面评估,对治疗方案进行必要的调整。

（5）随访期间发现慢阻肺患者病情出现急性加重,需要更改治疗方案,如下述：

1）呼吸困难加重,喘息、胸闷、咳嗽加剧,痰量增加,痰液颜色和 / 或黏度改变,发热等。

2）出现全身不适、失眠、嗜睡、抑郁、意识不清等情况。

3）出现口唇发绀、外周肢体水肿体征。

4）出现如心律失常、心力衰竭、呼吸衰竭等严重并发症。

（6）基层医疗卫生机构医生判断患者出现需二级及以上医院处理的其他情况或疾病。

2. 下转至基层医疗卫生机构的标准

（1）慢阻肺疾病已明确诊断并已确定治疗方案,并且病情稳定的患者。

（2）慢阻肺急性加重经治疗后病情稳定者。

（3）慢阻肺合并症已确诊,治疗方案已制定且病情已得到稳定控制者。

第二节 慢性阻塞性肺疾病患者的分级诊疗

2017 年慢阻肺被列入国家第二批分级诊疗试点疾病,根据国家分级诊疗模式要求,需明确不同级别医疗机构在慢阻肺筛查、诊断、治疗、监测及管理中的功能定位,使不同级别医疗机构在慢阻肺患者疾病不同阶段及不同时期承担相应责任,完成规范诊治,形成慢阻肺早期发现、规范治疗、有效管理的工作机制,降低疾病负担。

一、慢阻肺疑似患者的识别

1. 有慢性咳嗽、咳痰、呼吸困难、喘息或胸闷症状的人群首次就诊时建议完善肺功能检测及支气管舒张试验检查。

2. 40 岁及以上人群首次就诊时建议完善肺功能检测及支气管舒张试验检查。

3. 对有吸烟史、职业粉尘暴露史、化学物质接触史或生物燃料烟雾接触史的 40 岁及以上首次就诊人群开展肺功能检测及支气管舒张试验检查。

4. 40 岁及以上人群建议每年进行一次体检完善肺功能检测及支气管舒张试验检查。

慢阻肺疑似患者的识别见表 5-1。

表 5-1 慢阻肺疑似患者

40 岁及以上人群若存在以下情况,应考虑慢阻肺可能,需进一步进行肺功能检测及支气管舒张试验检查。以下线索并不是诊断慢阻肺所必须的,符合条件越多者则患慢阻肺可能性越大。确诊需有肺功能检查支持证据。

呼吸困难	● 进行性加重(逐渐恶化)
	● 通常在活动时加重
	● 持续存在(每天均有发生)
	● 患者有时描述为:呼吸费力、胸闷、气不够用或喘息等
慢性咳嗽	● 持续≥8 周以上的咳嗽,可为间歇性咳嗽或干咳
慢性咳痰	● 持续≥8 周以上的咳痰,可为任何类型的咳痰,泡沫痰或脓性痰等
危险因素接触史	● 吸烟或二手烟接触史
	● 职业粉尘或化学物质接触史
	● 家中烹调时长期接触产生的油烟或燃料产生的烟尘或使用生物燃料
家族史	存在慢阻肺或哮喘家族史

二、慢阻肺患者的诊断

对存在慢性咳嗽、咳痰、呼吸困难症状的患者,有长期吸烟或二手烟接触史、有害气体暴露史、生物燃料使用史或有慢阻肺家族史的人群,都应该考虑诊断慢阻肺可能。慢阻肺的明确诊断应综合患者的危险因素、症状、体征及肺功能检查等资料综合分析,并且需除外支气管扩张、肺结核、心力衰竭、弥漫性泛细支气管炎等疾病后方能确诊。肺功能检查是目前诊断慢阻肺的"金标准",即使用支气管扩张剂(如吸入沙丁胺醇)后第一秒用力呼气容积/用力肺活量(FEV$_1$/FVC)<70%,提示患者存在持续性气流受限。

1. **病史采集**

(1)现病史:咳嗽、咳痰、呼吸困难、喘憋、胸闷、气短等出现的时间及严重程度。

(2)个人史:吸烟史、被动吸烟史,职业粉尘暴露史,化学物质暴露史,生物燃料接触史,儿童时期下呼吸道感染史等。

(3)既往史:了解既往有无支气管哮喘、冠心病、高血压、肺心病、心律失常、骨质疏松、糖尿病等病史。

(4)家族史:询问家族中有无慢阻肺、哮喘等病史。

(5)社会心理因素:了解家庭、工作、个人心理、经济水平、文化程度等社会心理因素。

2. 体格检查

（1）测量身高、体重。

（2）检查是否有口唇发绀、颈静脉怒张及双下肢水肿等情况。

（3）是否存在桶状胸，心率、呼吸频率、胸部语颤、胸部叩诊、肺下界移动度、双肺呼吸音的具体情况，留意肺部有无干湿性啰音。

3. 实验室检查

根据患者病情需要及医疗机构检查实际情况，选择恰当适宜的检查项目，分基本项目、推荐项目和选择项目，详见"慢阻肺患者危险分层的检查评估指标"（表 5-6）。

4. 肺功能评估

根据患者使用支气管扩张剂后的第一秒用力呼气容积（FEV_1）占预计值的百分比进行慢阻肺气流受限严重程度分级（表 5-2）。需要注意的是，慢阻肺气流受限严重程度分级不同于常规肺功能检查的阻塞性通气功能障碍程度分级。

表 5-2　慢阻肺气流受限严重程度分级标准（基于使用支气管扩张剂后的 FEV_1 值）

分级	肺功能结果
轻度（GOLD 1 级）	$FEV_1 \geqslant 80\%$ 预计值
中度（GOLD 2 级）	$50\% \leqslant FEV_1 < 80\%$ 预计值
重度（GOLD 3 级）	$30\% \leqslant FEV_1 < 50\%$ 预计值
极重度（GOLD 4 级）	$FEV_1 < 30\%$ 预计值

5. 综合评估

目前指南主张采用综合指标体系对慢阻肺进行评估，包括症状评估、急性加重风险等，依据对患者呼吸症状的影响（表 5-3）、对患者生活质量的影响（表 5-4）及未来不良风险（如急性加重史或因急性加重导致住院）进行综合评估，从而确定疾病的严重程度以指导治疗（表 5-5）。

表 5-3　改良版英国医学研究委员会呼吸问卷（mMRC）

呼吸困难评价等级	呼吸困难严重程度	请勾选适合您的情况
mMRC 0 级	我仅在剧烈运动时出现呼吸困难	□
mMRC 1 级	我平地快步行走或步行爬小坡时出现呼吸困难	□
mMRC 2 级	我由于呼吸困难，平地行走时比同龄人慢或者需要停下来休息	□

呼吸困难 评价等级	呼吸困难严重程度	请勾选适合 您的情况
mMRC 3 级	我在平地行走 100m 左右或数分钟后需要停下来休息	☐
mMRC 4 级	我因严重呼吸困难以至于不能离开家,或在穿衣服或脱衣服时出现呼吸困难	☐

表 5-4 慢阻肺评估测试(CAT)问卷

我从不咳嗽	0 1 2 3 4 5	我总是咳嗽
我肺里一点痰都没有	0 1 2 3 4 5	我肺里有很多痰
我一点也没有胸闷的感觉	0 1 2 3 4 5	我有很重的胸闷感觉
当我在爬坡或爬一层楼梯时我并不感觉喘不过气来	0 1 2 3 4 5	当我在爬坡或爬一层楼梯时我感觉非常喘不过气来
我在家里的任何活动都不受慢阻肺的影响	0 1 2 3 4 5	我在家里的任何活动都很受慢阻肺的影响
尽管我有肺病我还是有信心外出	0 1 2 3 4 5	因为我有肺病对于外出我完全没有信心
我睡得好	0 1 2 3 4 5	因为我有肺病我睡得不好
我精力旺盛	0 1 2 3 4 5	我一点精力都没有

表 5-5 慢阻肺患者综合评估分组

患者分类	特点	过去 1 年发生急性加重次数	CAT	mMRC
A 组	低风险,症状少	≤1 次且未因急性加重导致住院	<10 分	0~1 级
B 组	低风险,症状多	≤1 次且未因急性加重导致住院	≥10 分	≥2 级
C 组	高风险,症状少	≥2 次;或≥1 次急性加重导致入院	<10 分	0~1 级
D 组	高风险,症状多	≥2 次;或≥1 次急性加重导致入院	≥10 分	≥2 级

6. 合并症评估(二级及以上医院完成)

慢阻肺常与心血管疾病、骨质疏松症、肺癌、代谢综合征、糖尿病、焦虑抑郁症等疾病并存。

(1)心血管疾病(包括缺血性心脏病、心力衰竭、心房颤动和高血压):是慢阻肺的主要合并症,也是慢阻肺最常见和最重要的合并症。

(2)骨质疏松症、焦虑/抑郁和认知功能障碍:也是慢阻肺的常见合并症。但这些合并症往往难以被及时诊断，容易漏诊。存在上述合并症会导致患者生活质量下降，常提示预后较差。

（3）肺癌：慢阻肺可以增加其他疾病的患病风险，尤其是慢阻肺和肺癌的关系。吸烟量 >30 包年是慢阻肺与肺癌具有的共同危险因素，此外，CT 提示肺气肿、BMI<25kg/m^2、年龄 >55 岁、有肺癌家族史是慢阻肺患者发生肺癌的危险因素。强调慢阻肺患者戒烟及每年进行低剂量 CT 筛查。

（4）代谢综合征和糖尿病：合并糖尿病会对患者的预后产生影响。应分别按照相应疾病的指南进行治疗。这些合并症与慢阻肺的预后密切相关，对其产生重大影响，影响慢阻肺的死亡率及入院率，因此应重视合并症的筛查和诊治，对患者常规开展相关检查，选择合适治疗方案。

7. 慢阻肺患者危险分层的检查评估指标

基层医疗卫生机构需要完成病史、体检、基本项目及部分推荐项目检查。如病情需要，可将患者转诊至二级及以上医院完成推荐项目及选择项目的检查，进一步完善危险因素、气流受限严重程度及合并症等评估（表 5-6）。

表 5-6　慢阻肺患者危险分层的检查评估指标

病史采集和简便体格检查（必做的基本检查项目）
咳嗽、咳痰、呼吸困难、喘憋等症状
吸烟史
职业粉尘等危险因素暴露史
儿童时期下呼吸道感染史
家族史（慢阻肺、哮喘）
其他合并疾病史（心血管疾病、糖尿病及代谢性疾病、肿瘤等）
口唇、甲床发绀
颈静脉怒张
桶状胸
呼吸频率，心率及心律
胸部语颤、胸部叩诊、肺下界移动度
呼吸音，啰音
双下肢水肿，杵状指（趾）
实验室检查
基本项目（必做的基本检查项目）
血常规
肺通气功能检查（含支气管舒张试验，若基层医疗机构不具备肺功能检查能力，可将患者转至二级或三级医院完成）

胸部 X 线片

心电图

经皮脉搏血氧饱和度检测

推荐的其他检查项目 (二级或二级以上医院完成)

动脉血气分析

诱导痰细胞计数

胸部 CT 检查

超声心动图

肺容量和弥散功能检查

6 分钟步行距离测定

可选择完成的项目

PPD (结核菌素纯蛋白衍生物) 试验

D- 二聚体 (D-dimer)

B 型尿钠肽 (BNP)

C 反应蛋白 (CRP)

过敏原检测

总 IgE

痰诱导及细胞学分类

呼吸道病毒抗体检查

呼出气一氧化氮 (FeNO) 检测

双下肢静脉彩超

肺通气灌注扫描

运动心肺功能

骨密度测定

血清降钙素原

肿瘤标记物检查

8. 影响慢阻肺患者预后的因素

初诊患者应通过全面病史采集、体格检查,完成各项辅助检查以及相关问卷评估,完成慢阻肺的综合评估,找出可能影响慢阻肺预后的危险因素,评价并存其他临床疾患等因素,并据此进行慢阻肺危险分层,量化评估预后 (表 5-7)。

表 5-7　慢阻肺患病危险因素和影响预后的重要因素

危险因素	靶器官损害	合并其他临床疾患
吸烟	肺功能受损	心脑血管疾病
职业粉尘和化学物质暴露	胸部 CT 提示肺气肿、	糖尿病及代谢性疾病
生物燃料接触	肺大疱或慢性支气管炎	焦虑、抑郁
35 岁及以上	血气分析提示慢性呼吸	肺癌
	衰竭	
家族史（慢阻肺、哮喘等）等	心脏超声提示右心功能	骨质疏松
儿童时期下呼吸道感染史	不全	营养不良
	B 超提示肝功能受损	肺栓塞和下肢深静脉血
	（瘀血性肝硬化）	栓形成
		肺结核
		支气管扩张
		支气管哮喘

三、慢阻肺的治疗

慢阻肺治疗的主要目标是缓解患者当前症状和未来急性加重的风险。稳定期管理策略不应仅限于药物治疗，应辅以适当的非药物治疗。

1. 常用治疗药物

慢阻肺常用药物包括支气管扩张剂、抗炎药物以及其他药物。

支气管扩张剂包括 β_2 受体激动剂［短效（SABA）和长效（LABA）］、抗胆碱药物、茶碱类药物等，可松弛支气管平滑肌、扩张支气管、缓解气流受限，是控制慢阻肺症状的主要治疗措施。短期按需用药可缓解症状，长期定期用药可预防和减轻症状，提升运动耐力。与口服药物相比，吸入剂的不良反应较小，因此首选吸入药剂。联合使用不同作用机制的支气管扩张剂，可增加支气管扩张程度，降低不良反应发生的风险，比单药能更好地改善慢阻肺症状。抗炎药物主要包括糖皮质激素、磷酸二酯酶 4 抑制剂等，可改善肺功能、健康状态和减少急性加重发生，一般与支气管扩张剂联合使用。其他药物包括祛痰药、抗氧化剂等，祛痰药有利于气道引流通畅，改善通气状况，抗氧化剂可降低疾病反复加重的频率。

2. 稳定期的治疗

（1）治疗目标：稳定期慢阻肺患者的治疗目标是缓解症状，改善运动耐力，提高生活质量；降低未来风险，包括防止疾病进展，减少和治疗急性加重，降低病死率。

（2）健康生活方式及危险因素控制

1）戒烟是关键。

2）减少职业粉尘暴露和化学物质暴露,加强呼吸防护。

3）减少生物燃料接触,使用清洁燃料,改善厨房通风。

4）降低儿童时期的重度下呼吸道感染。

5）合理膳食,保持营养均衡摄入。

6）适量运动。

7）保持心理平衡。

（3）药物治疗:慢阻肺稳定期药物选择以吸入药剂为主的单药或联合用药。药物治疗应遵循优先选择吸入药物、坚持长期规律治疗及个体化治疗的原则。依据患者临床情况、药物的适应证和禁忌证、药物的可获得性以及卫生经济学评估等选择适宜的治疗药物（表 5-8）。

（4）非药物治疗:慢阻肺的非药物治疗包括戒烟、接种疫苗、肺康复治疗、氧疗、呼吸支持、心理治疗、肺大疱切除术、肺减容手术等（表 5-9）。

表 5-8　慢阻肺起始药物治疗管理

	首选方案	次选方案	替代方案
A	短效抗胆碱能药物（需要时）或短效 β_2 受体激动剂（需要时）	长效抗胆碱能药物或长效 β_2 受体激动剂或短效抗胆碱能药物联合短效 β_2 受体激动剂	茶碱
B	长效抗胆碱能药物或长效 β_2 受体激动剂	长效抗胆碱能药物联合长效 β_2 受体激动剂	短效 β_2 受体激动剂和 / 或短效抗胆碱能药物茶碱
C	长效抗胆碱能药物	长效抗胆碱能药物联合长效 β_2 受体激动剂或长效抗胆碱能药物联合磷酸二酯酶 -4 抑制剂或长效 β_2 受体激动剂联合磷酸二酯酶 -4 抑制剂	短效 β_2 受体激动剂和 / 或短效抗胆碱能药物茶碱
D	长效抗胆碱能药物或吸入糖皮质激素联合长效 β_2 受体激动剂和 / 或长效抗胆碱能药物	吸入糖皮质激素联合长效 β_2 受体激动剂和长效抗胆碱能药物或吸入糖皮质激素联合长效 β_2 受体激动剂和磷酸二酯酶 -4 抑制剂或长效抗胆碱能药物联合磷酸二酯酶 -4 抑制剂	化痰药物短效 β_2 受体激动剂和 / 或短效抗胆碱能药物茶碱

表 5-9　慢阻肺非药物治疗管理

分组	基本治疗	推荐	取决于当地情况
A 组	戒烟（包括药物戒烟）	积极生活方式及运动锻炼	流感疫苗 肺炎疫苗 百日咳疫苗
B~D 组	戒烟（包括药物戒烟） 肺康复治疗	积极生活方式及运动锻炼	流感疫苗 肺炎疫苗 百日咳疫苗

（5）慢阻肺并发症与合并症的识别和治疗

慢阻肺常伴有多种合并症或并存其他临床疾患,包括心血管疾病、焦虑/抑郁症、糖尿病和代谢性疾病、骨质疏松、肺癌、感染等。这些合并症可发生在慢阻肺的任何阶段,对疾病进展、急性加重、住院率和病死率有显著影响,应该及早发现慢阻肺合并症并给予适当治疗。

3. 急性加重期的治疗

慢阻肺急性加重指患者以呼吸道症状严重恶化为特点的临床事件,其呼吸困难、咳嗽和/或咳痰等症状在原有基础水平上加重,变化程度超过日常变异范围,需要调整原治疗方案,增加额外治疗。慢阻肺急性加重是慢阻肺疾病病程的重要组成部分,因为急性加重可降低患者的生命质量,使症状加重、肺功能恶化,加快患者肺功能下降速率,特别是与住院患者的病死率增加明显相关,加重社会经济负担。慢阻肺急性加重早期、病情较轻的患者可以在基层医疗卫生机构治疗,但需注意病情变化,一旦初始治疗效果不佳,症状进一步加重,需及时转送二级及以上医院诊治。

（1）治疗目标:尽量降低本次急性加重的不良影响,减少未来急性加重的发生。

（2）基层医疗卫生机构治疗:包括吸氧、适当增加既往所用支气管扩张剂的剂量及频度,单独吸入 β_2 受体激动剂或联合应用吸入 β_2 受体激动剂和抗胆碱药物等。对较严重的病例可给予较大剂量雾化治疗,并加用抗生素药物。

（3）二级及以上医院住院治疗:病情严重的慢阻肺急性加重患者需要住院治疗,到二级及以上医院就医或住院治疗的指征如下:

1）症状明显加重,如突然出现静息状况下呼吸困难。

2）重度慢阻肺。

3）出现新的体征或原有体征加重（如发绀、意识改变和外周水肿）。

4）有严重的伴随疾病（如心力衰竭或新近发生的心律失常）。

5）初始治疗方案失败。

6）高龄。

7）诊断不明确。

8）基层医疗卫生机构治疗无效或条件欠佳。

（4）二级及以上医院 ICU 住院治疗：慢阻肺急性加重患者收入 ICU 指征，包括：

1）严重呼吸困难且对初始治疗反应不佳。

2）意识障碍（如嗜睡、昏迷等）。

3）经氧疗和无创通气低氧血症（$P_aO_2<50mmHg$）仍持续或进行性恶化，和/或高碳酸血症（$P_aCO_2>70mmHg$）无缓解甚至恶化，和/或严重呼吸性酸中毒（pH<7.30）无缓解，甚至恶化。

4）需要有创机械通气。

5）血流动力学不稳定，需要使用升压药物。

第三节　慢性阻塞性肺疾病的分级管理

2016 年，慢阻肺首次纳入国家慢性病防控示范区管理内容，根据文件相关精神及慢阻肺发病特点对患者进行分级管理，明确各级医疗卫生机构在慢阻肺分级管理中的作用和任务，促进慢阻肺患者的规范管理。

一、慢阻肺患者分级管理内容

1. 慢阻肺患者分级管理

根据患者综合评估分组结果对其进行分级管理，分为稳定期低风险、稳定期高风险及急性加重期三个管理等级，根据不同管理等级建议制定以下随访计划（表 5-10）。

表 5-10　慢阻肺患者分级管理

项目	稳定期一级管理	稳定期二级管理	急性加重期管理
管理登记	稳定期低风险	稳定期高风险	急性加重期
管理对象	A 组、B 组	C 组、D 组	急性加重期患者
建立健康档案	立即	立即	立即
非药物治疗	立即开始	立即开始	立即开始
药物治疗（确诊后）	A 组按需或酌情使用；B 组立即开始	立即开始	立即开始
随访周期	6 个月一次	1~3 个月一次	按需，出院后 1 个月，以后按稳定期分级管理

续表

项目	稳定期一级管理	稳定期二级管理	急性加重期管理
随访肺功能	1年一次	6个月一次	按需,病情稳定后按稳定期分级管理
随访症状	6个月一次	3个月一次	按需,出院后1个月,以后按稳定期分级管理
随访急性加重(包括住院)	6个月一次	3个月一次	病情平稳后按稳定期分级管理
随访合并症	1年一次	1年一次	病情平稳后按稳定期分级管理
转诊	必要时	必要时	必要时

2. 患者自我管理

（1）自我管理内容：提倡慢阻肺患者自我管理,也可以成立自我管理小组等互助组织,与其他患者交流治疗控制经验。在专业人员的指导下,认识慢阻肺的危害,戒烟、调整饮食、适当运动、保持心情愉快等保健知识,学习吸入药物使用的方法和注意事项,开展患者肺康复训练,增强防治慢阻肺的主动性及药物治疗的依从性,提高与医生沟通的能力和紧急情况下寻求医疗帮助的能力,提高慢阻肺的管理效果。

（2）自我管理指标

1）慢阻肺疾病知晓率。

2）慢阻肺防治知识知晓率。

3）药物的治疗作用及副作用,药物使用方法知晓率。

4）患者就医依从性、医嘱执行率。

5）干预行为执行率。

3. 患者并发症及并发疾病的检查

慢阻肺患者常存在合并症及并发疾病,需要定期检查（表5-11）。

4. 慢阻肺姑息治疗和临终关怀

慢阻肺的疾病特点就是患者健康状况不断恶化、症状不断增加,随疾病急性加重的频繁发生而不断加重慢阻肺病情,死亡风险日益增加。基层医疗卫生机构提供的姑息治疗及临终关怀是慢阻肺晚期患者治疗的重要组成部分。对于重度慢阻肺患者基层医疗卫生机构的全科医生、护士应该同患者及其家属多交流沟通,告知可能发生的各种危急情况及相应的治疗措施和经济负担。

表 5-11　慢阻肺并发症和合并症相关检查

检查项目	针对的并发症 / 合并症	检查频率	检查地点
心脏彩超检查	心血管疾病	每年一次或按需	二级及以上医院
下肢静脉超声检查	肺栓塞及深静脉血栓栓塞症	每年一次或按需	二级及以上医院
血生化（空腹血糖、血脂、血肌酐、尿酸等）	糖尿病高脂血症高尿酸血症	每年一次或按需	基层医疗卫生机构
D- 二聚体	肺栓塞及深静脉血栓栓塞症	必要时或按需	二级及以上医院
B 型尿钠肽	心功能不全	必要时或按需	二级及以上医院
心电图	心律失常	每年一次或按需	基层医疗卫生机构
焦虑抑郁量表	焦虑抑郁	每年一次	基层医疗卫生机构
胸部 CT	肺癌，支气管扩张，肺结核等	每年一次或按需	二级及以上医院
胸部 X 线检查	肺部感染	每年一次或按需	二级及以上医院或有条件的基层医疗卫生机构
血气分析	慢性呼吸衰竭	必要时或按需	二级及以上医院或有条件的基层医疗卫生机构
骨密度测定	骨质疏松症	必要时	二级及以上医院或有条件的基层医疗卫生机构

　　姑息治疗是在传统疾病治疗模式基础上的延伸，其目的是尽可能防止和缓解患者痛苦，保证患者获得最佳生活质量，主要内容是提高患者生活质量、向患者提供情绪和精神支持。姑息治疗可以提高晚期患者生活质量、减少症状、尽可能延长患者生存期。

5. 慢阻肺急性加重期管理原则

　　慢阻肺急性加重是指患者以呼吸道症状加重为特征的临床事件，其症状变化程度超过日常变异范围导致药物治疗方案改变。慢阻肺急性加重可由多种因素诱发,最常见的原因是呼吸道感染,主要表现有气促加重,常伴有喘息、胸闷、咳嗽加剧、痰量增加、痰液颜色和 / 或黏度改变或发热等,也可出现全身不适、失眠、嗜睡、疲乏、抑郁和意识不清等症状。对于严重慢阻肺患者,意识变化是病情恶化和危重的指标,一旦出现需及时转二级及以上医院救治。是否出现辅助呼吸肌参与呼吸运动,胸腹矛盾呼吸、发绀、外周水肿、右心衰竭和血流动力学不稳定等征象,也有助于判定慢阻肺急性加重的严重程度,如出现上述情况应急诊或转诊至二级及以上医院住院治疗。慢阻肺急性加重期支气管扩张剂首选单用短效 β_2 受体激动剂,或联用短效抗胆碱能药物。应在出院前尽早开始应用长效支气管扩张剂维持治疗。全身激素可以改善肺功能和氧合,缩短恢复时间和住院时间,疗程不应超过 5~7 天。当有抗生素应用指征时,可以缩短恢复时间和住院时间,降低早期病情反复、治疗失败的风险。疗程为 5~7 天。当慢阻肺患者出现急性呼吸衰竭时,如无绝对禁忌,无创机械通气应为首选通气模式,可以改善通气、减少呼吸功和气管插管的需求,缩短住院时间,改善生存率。慢阻肺急性加重的治疗目标为尽量降低本次急性加重的不良影响,预防未来急性加重的发生。

二、各级各类医疗机构在慢阻肺分级诊疗管理中的作用及任务

（一）基层医疗卫生机构

1. 配备肺功能仪等慢阻肺筛查仪器及慢阻肺诊疗管理医务人员。

2. 通过建立居民健康档案等方式掌握本社区人群慢阻肺相关危险因素的分布情况,及时发现社区慢阻肺高危人群。对慢阻肺高危人群进行症状、问卷及肺功能筛查。

3. 对疑似慢阻肺患者及符合上转标准慢阻肺患者启动双向转诊机制、开具《双向转诊单》,上转至二级及以上医院明确诊断及进一步诊治。

4. 做好二级及以上医院下转慢阻肺患者的管理工作,包括建立病案资料、开展健康宣教、稳定期治疗、康复治疗和长期随访等。

5. 做好慢阻肺患者及慢阻肺高危人群（40 岁及以上吸烟者、长期慢性咳嗽咳痰者、有慢阻肺家族史以及长期接触污染空气的人）的健康教育与健康促进工作。

6. 对慢阻肺分级诊疗工作的相关资料、数据进行收集、整理,并及时上报至辖区疾病预防控制机构（图 5-2）。

（二）疾病预防控制机构（慢性病防治机构）

负责慢阻肺患者监测、诊疗管理信息的收集与分析,负责健康促进、慢阻肺分级诊疗工作的督导等,制作工作报表并及时上报至卫生健康行政部门。统筹分级诊疗工作管理,开展效果评价。

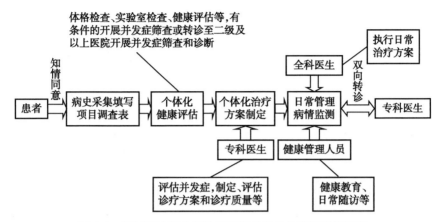

图 5-2　基层医疗卫生机构慢阻肺分级诊疗管理服务流程

（三）二级及以上医院

1. 二级医院主要协助基层医疗卫生机构确诊和管理慢阻肺患者,开展双向转诊,与三级医院专家研究鉴别诊断、制定疑难病例的诊治方案。主要包括慢阻肺确诊、稳定期患者综合评估分组、戒烟干预、制定稳定期分级治疗方案,若二级医院具备相应的诊断设施和技术,可独立进行慢阻肺诊疗工作。对符合下转标准慢阻肺患者启动双向转诊机制,将其转诊至辖区基层医疗卫生机构。

2. 三级医院主要负责对疑难、危重、急性加重期慢阻肺患者进行诊治,为基层医疗卫生机构全科医生和二级医院专科医师进行技术指导,参加慢阻肺合并症、并发症等的诊治及会诊。对于部分疑难病例,协助二级医院专科医师制定诊治方案,评估急性加重,指导急性加重治疗,鉴别诊断及治疗并发症。负责慢阻肺辖区基层医疗卫生机构慢阻肺患者诊疗的质量控制。对符合下转标准慢阻肺患者启动双向转诊机制,将其转诊至辖区基层医疗卫生机构(图 5-3)。

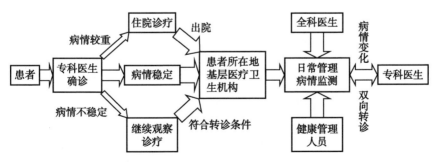

图 5-3　二级及以上医院分级诊疗服务流程

参考文献

[1] CHEN W, JIAN Y X, YANG L, et al. Prevalence and risk factors of chronic obstructive pulmonary disease in China (the China Pulmonary Health [CPH] study) : a national cross-sectional study [J]. Lancet, 2018, 391 (10131): 1706-1717.

[2] LOZANO R, NAGHAVI M, FOREMAN K, et al. Global and regional mortality from 235 causes of death for 20 age groups in 1990 and 2010: a systematic analysis for the Global Burden of Disease Study 2010 [J]. Lancet, 2012, 380 (9859): 2095-2128.

[3] 卫生部,国家发展改革委,教育部,等.中国慢性病防治工作规划(2012—2015年)(卫疾控发〔2012〕34号)[EB/OL].(2012-5-8). http://www.china.com.cn.

[4] 国家卫生计生委办公厅.国家卫生计生委办公厅关于印发中国居民慢性病与营养监测工作方案(试行)的通知(国卫办疾控函〔2014〕814号)[EB/OL].(2014-9-10). http://www.nhc.gov.cn.

[5] 国家卫生计生委办公厅.国家卫生计生委办公厅关于印发国家慢性病综合防控示范区建设管理办法的通知(国卫办疾控发〔2016〕44号)[EB/OL].(2016-11-02). http://www.nhc.gov.cn.

[6] 国务院办公厅.国务院办公厅关于推进分级诊疗制度建设的指导意见(国办发〔2015〕70号)[EB/OL].(2015-9-11). http://www.gov.cn.

[7] 国家卫生计生委办公厅,国家中医药管理局办公室.关于印发慢性阻塞性肺疾病分级诊疗服务技术方案的通知(国卫办医函〔2016〕1414号)[EB/OL].(2017-02-09). http://www.nhc.gov.cn.

[8] 国务院办公厅.国务院办公厅关于印发中国防治慢性病中长期规划(2017—2025年)的通知(国办发〔2017〕12号)[EB/OL].(2017-2-14). http://www.gov.cn.

[9] 国务院.国务院关于实施健康中国行动的意见(国发〔2019〕13号)[EB/OL].(2019-7-15). http://www.gov.cn.

[10] 呼吸系统疾病基层诊疗指南编写专家组.慢性阻塞性肺疾病基层诊疗指南(2018年)[J].中华全科医师杂志,2018,17(11):856-870.

（卢春容　王凌伟）

52检